人民健康·名家科普丛书

白血病防与治

总主编　王　俊　王建六

主　编　黄晓军

副主编　张晓辉　江　倩　石红霞

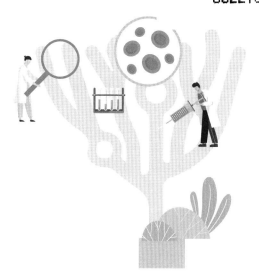

科学技术文献出版社
SCIENTIFIC AND TECHNICAL DOCUMENTATION PRESS

·北京·

图书在版编目（CIP）数据

白血病防与治 / 黄晓军主编. —北京：科学技术文献出版社，2024. 6
（人民健康·名家科普丛书 / 王俊，王建六总主编）
ISBN 978-7-5235-0514-4

Ⅰ. ①白… Ⅱ. ①黄… Ⅲ. ①白血病—防治 Ⅳ. ① R733.7

中国国家版本馆 CIP 数据核字（2023）第 139978 号

白血病防与治

策划编辑: 孔荣华 王黛君 责任编辑: 王黛君 吕海茹 责任校对: 张微 责任出版: 张志平

出　版　者	科学技术文献出版社	
地　　　址	北京市复兴路15号　　邮编　100038	
编　务　部	（010）58882938，58882087（传真）	
发　行　部	（010）58882905，58882868（传真）	
邮　购　部	（010）58882873	
官 方 网 址	www.stdp.com.cn	
发　行　者	科学技术文献出版社发行　全国各地新华书店经销	
印　刷　者	北京地大彩印有限公司	
版　　　次	2024年6月第1版　2024年6月第1次印刷	
开　　　本	880×1230　1/32	
字　　　数	71千	
印　　　张	3.5	
书　　　号	ISBN 978-7-5235-0514-4	
定　　　价	38.80元	

编 委 会

　　"健康所系，性命相托"，铮铮誓言诠释着医者的责任与担当。北京大学人民医院，这座百年医学殿堂，秉承"仁恕博爱，聪明精微，廉洁醇良"的百年院训，赓续"人民医院为人民"的使命，敬佑生命，守护健康。

　　人民健康是社会文明进步的基础，是民族昌盛和国家富强的重要标志，也是广大人民群众的共同追求。党中央把保障人民健康放在优先发展的战略位置，注重传播健康文明生活方式，建立健全健康教育体系，提升全民健康素养。北京大学人民医院勇担"国家队"使命，以守护人民健康为己任，以患者需求为导向，充分发挥优质医疗资源的优势，实现了全员时时、处处健康宣教，以病友会、义诊、讲座多渠道送健康；进社区、进乡村、进企业、进学校、上高原，足迹遍布医联体单位、合作院区，发挥了"国家队"引领作用；打造健康科普全媒体传播平台，将高品质健康科普知识传递到千家万户，推进提升了国民健康素养。

　　在建院 105 周年之际，北京大学人民医院与科学技术文献出版社合作，25 个重点学科、200 余名资深专家通力打造医学科普丛书"人民健康·名家科普"。丛书以大数据筛查百姓常见健康问题为基准，结合北京大学人民医院优势学科及医疗特色，传递科学、精准、高水平医学科普知识，提高公众健康素养和健康文化水平。北京大学人民医院通过"互联网＋健康科普"形式，构建"北大人民"健康科普资源库和健康科普专家库，为实现全方位、全周期保障人民健康奠定并夯实基础；为实现"两个一百年"奋斗目标、实现中华民族伟大复兴贡献"人民"力量！

王俊　王建六

　　血液病学是一门进展较快的学科。近年来，由于单克隆抗体、重组 DNA 技术、细胞遗传学和分子生物学的快速发展，白血病的病因、发病机制等基础研究有了突飞猛进的发展，临床诊断和治疗也有了进一步提高。从分子水平认识白血病的发病机制，为分子靶向治疗及个体化治疗方案的设计和实践提供了理论依据。血液系统恶性肿瘤性疾病的治疗已从既往的化疗、放疗和骨髓移植治疗进展到诱导分化治疗、生物免疫治疗、靶向治疗和造血干细胞移植治疗。这些治疗手段的改进大大改善了血液肿瘤患者的预后。其中，靶向治疗及造血干细胞移植近年来取得了迅猛发展，针对各种血液系统恶性疾病的精准治疗使疗效明确提高，令人欢欣鼓舞。

　　与医学进展迅猛不符的是血液病相关科普知识的稀缺。专业书籍对患者及家属来说深奥难懂，他们更希望了解有关血液病预防、治疗、护理、锻炼、饮食调理等实用且通俗易懂的知识。在此背景下，我们编撰此书，希望为血液病中患白血病的患者及家属提供相关科普知识，包括白血病的诊断方法、治疗对策、病情观察和处理、治疗方案选择及预后评价。本书着重回答临床中患者及家属最为关心的问题，并对诊断和治疗的新进展进行了详细介绍。

　　由于编者水平所限，本书肯定存在不足之处，希望广大读者批评指正，不辞赐教，以期能再版时补充完善。

黄晓军

目 录

● ● ● ●

第二章

● ● ● ●

第三章
造血干细胞移植 ·············· **65**

第三节　造血干细胞移植后的调护·············85

▶▶▶ 第一章

白血病

快速了解白血病

Q: 什么是白血病?

白血病是起源于造血干细胞的一类恶性克隆性疾病。白细胞、红细胞、血小板是我们血液中的三大主要成分,都是由骨髓中的造血干细胞分化生成的。造血干细胞呈恶性克隆性生长,失去进一步分化成熟的能力而停滞在细胞发育的不同阶段,此时这些细胞称之为白血病细胞。白血病细胞在骨髓和其他造血组织中大量增殖积聚,并浸润其他器官和组织,会导致正常造血功能受到抑制。白血病有急性白血病与慢性白血病之分。

Q: 为什么叫白血病,因为血是白色的吗?

白血病患者的血仍然是红色的。白血病这一名称来源于抽血化验后医生们发现的一种现象。正常人的血液在抗凝条件下静置,细胞成分会逐渐沉淀,底层是红细胞,顶层是没有细胞成分的血浆,夹在中间薄薄的一层是白细胞和血小板。白血病患者大多数合并白细胞增多、贫血,故白细胞层增厚,红细胞层变薄,白色成分明显增多。这种导致白色成分增多的疾病就叫白血病。当然,随着对疾病认识的不断深入,部分白血病患者也表现为白细胞减少。

Q: 白血病是血癌吗?

白血病因其生物学特性为恶性克隆性疾病,因此俗称血癌。血细胞在人体循环系统中流动,不易聚集,因此不易形成肿块,虽然与常见的乳腺癌、肺癌等所谓的肿瘤看上去不同,但其本质都属于肿瘤细胞,因此白血病也是一种恶性肿瘤。

Q: 得白血病的人多吗?

我国白血病总体发病率为（3.0 ～ 4.0）/10 万。在恶性肿瘤死亡率中,白血病居第 6 位（男性）和第 8 位（女性）,在儿童及 35 岁以下成人中居第 1 位。

Q: 哪种白血病比较严重?

首先,根据细胞不成熟的程度和自然病程,白血病可分为急性和慢性两大类。其次,每一类根据细胞的起源可再分为髓系和淋系。急性白血病起病急,从有症状到就医一般不超过 1 ～ 2 个月,随着人们对健康状况的日益重视,急性白血病检出时间比过去更加提前。其白血病细胞分化程度低,恶性度高,骨髓抑制严重,会伴有发热、出血、乏力等症状,部分患者伴有肝、脾或淋巴结肿大。慢性白血病起病缓慢,其白血病细胞分化程度高,症状多不明显,左上腹肿块（即脾大）为多数患者的主要表现,绝大多数患者为体检时发现。一般来讲,急性白血病较为严重。

Q: 急性淋巴细胞白血病是什么？

急性淋巴细胞白血病是急性白血病的一种，起源于淋巴系祖细胞，原始及幼稚淋巴细胞在骨髓内大量增殖，抑制正常造血功能，导致患者贫血、血小板减少，也可侵犯肝、脾、淋巴结等。根据细胞来源，可将急性淋巴细胞白血病分为急性 B 淋巴细胞白血病和急性 T 淋巴细胞白血病。成人与儿童发病比例约为 1 ：3。

Q: 急性 T 淋巴细胞白血病、急性 B 淋巴细胞白血病分别是什么？

急性淋巴细胞白血病可分为 B 细胞来源与 T 细胞来源两种类型。B 细胞或 T 细胞表面都有不同的免疫表型，来源于 T 细胞的急性淋巴细胞白血病称之为急性 T 淋巴细胞白血病，来源于 B 细胞的急性淋巴细胞白血病称之为急性 B 淋巴细胞白血病。

Q: 白血病的病因是什么？

白血病的发病是患者内在遗传体质因素与外界环境因素共同作用的结果，大部分患者病因不明。目前认为，最主要的原因是造血细胞内基因或染色体突变。病毒感染、电离辐射、化学物质（苯等）或化学药物的接触、遗传因素、免疫功能缺陷等可能是致病的辅助因素。

Q: 儿童为什么会得白血病？

儿童患白血病同样是遗传体质因素与外界的环境因素共同作用的结果。有研究发现，儿童 DNA 稳定性相对较差，容易受到一些外界因素（如病毒感染或有害物质）的影响，导致染色体的变异，使发生白血病的概率增加。

Q: 白血病可以提前预防吗？

白血病的发病是内在遗传体质因素与外界环境因素共同作用的结果。我们无法改变自身的遗传物质，但是可以从外界因素着手预防白血病。首先，应尽量避免与能产生电离辐射的放射线接触，特别是婴幼儿和孕妇。其次，要注意尽量避免接触或使用苯等有毒化学物质，尽量避免乙双吗啉、保泰松、氯霉素等药物的使用。最后，要注意劳逸结合，增强体质，防止病毒感染。

Q: 住新装修的房子，就一定会得白血病吗？

不一定。但是新装修的房子，其所用装修材料（如密度板、胶合板、各种乳胶漆）及新购置的家具等，绝大部分都含有化学合成物质，可逐渐释放甲醛、苯等有毒物质，这些物质往往容易致癌，如室内空气中这些有毒物质含量超标，有可能会诱发白血病。

Q: 得了白血病，有什么典型症状吗？

急性白血病会有发热、头晕、乏力、出血等常见临床症状，部分患者伴有肝大、脾大、淋巴结肿大、牙龈增生、骨痛。慢性髓细胞性白血病慢性期可有乏力、低热、多汗或盗汗、体重减轻等代谢亢进的症状，由于患者脾大而自觉左上腹坠胀感，常以脾大为最显著体征；加速期、急变期会有发热、乏力、进行性体重下降、骨骼疼痛的症状，出现贫血和出血，脾持续或进行性肿大，原来治疗有效的药物无效。慢性淋巴细胞白血病早期多无症状或乏力、疲倦，而后出现食欲减退、消瘦、低热，多数伴有淋巴结肿大，晚期出现贫血、血小板减少和粒细胞减少等症状，常易并发感染。

Q: 儿童腿疼会是白血病吗?

儿童腿疼不一定是白血病。引起儿童腿疼的原因有很多，如缺钙、生长痛、肿瘤、感染及外伤等。

白血病细胞可以侵犯到骨骼及其附属组织，从而引起疼痛。当儿童出现腿疼，同时伴有发热或贫血、出血等症状时，需要警惕白血病的可能。

Q: 牙龈出血会是白血病吗?

牙龈出血不一定是白血病。有多种原因可导致牙龈出血，较常见的是牙龈炎、牙结石等，另外血小板低或凝血功能异常也会导致牙龈出血。

Q: 白血病引起的发热有什么特点?

白血病引起的发热一般可由原发病引起，称之为肿瘤热，其特点为低热，一般很少超过39℃。通常发生在下午，或者傍晚，在清晨多数患者体温正常。比较严重的肿瘤热患者可持续性发热，还可出现伴随症状，如乏力、食欲不振、消瘦。

另外，白血病患者发热也可由感染引起，从低热至高热不等。感染可发生在各部位，以口腔、牙龈、咽峡最常见，可发生溃疡或坏死；肺部感染、腹腔感染、皮肤及软组织感染亦常见，严重时可发生败血症。

Q: 白血病患者反复发热怎么办？

根据发热病因，如果是白血病本身导致的反复发热，则为肿瘤热，是由白血病细胞肿瘤负荷较高引起，这种情况只有通过治疗使白血病细胞肿瘤负荷下降，疾病得以控制，才能使体温恢复正常；如果白血病患者反复发热是由感染所导致的，则为感染性发热，这种情况比较严重，需要积极抗感染治疗。

Q: 白血病导致的瘀斑有什么特点？

瘀斑一般是由血管或血小板功能异常导致的出血，在皮肤黏膜表现为瘀斑。普通的瘀斑，如针刺或碰撞以后产生的瘀斑，是由血管壁破裂所引起的，这种情况一般表现为局部出现瘀斑，其他的部位是没有的。至于白血病的瘀斑大部分是由血小板减少所导致的，可能会广泛出现，如双下肢或四肢活动的部位，可能会出现散在的密密麻麻的出血点。所以根据瘀斑的情况，如果瘀斑单一、部位有碰撞史，这个可能为普通瘀斑；而白血病的瘀斑是皮肤黏膜广泛的出血，而且不容易消退，这种情况可能是白血病所致。

Q: 白血病一定会遗传给孩子吗？

白血病的发生与遗传因素有一定的关系。但是白血病是血液系统的恶性肿瘤，不是遗传病，不一定会直接遗传给自己的孩子。

Q: 白血病会传染给别人吗？

传染病的传播必须具有传染源、传播途径及易感人群三个环节。白血病是血液系统恶性肿瘤，是肿瘤细胞的自我复制，在其发展的过程中，没有病毒或细菌感染的途径，因此白血病不具备传染性，不会通过飞沫、血液等任何渠道传播。

Q: 孕妇确诊白血病之后，还可以生孩子吗？

妊娠期急性白血病患者的治疗策略通常取决于诊断急性白血病时的孕期。妊娠早期必须与患者及家属充分沟通治疗性流产的必要性，应首先建议治疗性流产，终止妊娠。

对于妊娠中期及妊娠晚期的患者，患者及家属须与产科医生、血液科医生、新生儿医生仔细讨论化疗和分娩时机。

根据英国血液学标准委员会推荐：

（1）妊娠 13 ～ 24 周诊断的急性白血病患者，应考虑开始诱导治疗并允许继续妊娠；

（2）妊娠 24 ～ 32 周诊断的急性白血病患者，需评估胎儿暴露于诱导治疗的风险与择期分娩早产风险的利弊；

（3）妊娠超过 32 周后诊断的急性白血病患者，若一般情况尚好，并无弥散性血管内凝血表现，一旦胎儿成熟，产科医生应尽快制订择期分娩计划，成功分娩后再开始诱导治疗；

（4）妊娠 36 周后应避免化疗，建议择期分娩。剖宫产或阴道分娩后尽快给予后续治疗。

Q: 儿童白血病和成人白血病有什么区别?

儿童白血病和成人白血病本质上无区别,都是造血干细胞的恶性克隆性疾病,只是各亚型的发病率相对不同,如在白血病患儿中,急性淋巴细胞白血病常见,急性髓细胞性白血病发病率相对偏低;在成人急性白血病中,急性髓细胞性白血病较为常见。

Q: 白血病患者为什么会头痛?

白血病患者头痛的原因有很多,轻度头痛常见的原因是严重贫血导致大脑缺氧,进而使血管收缩引起头痛。另外,也应该考虑患者是否有头痛病史和服用药物导致头痛的可能。剧烈的头痛可能是由于白血病患者血小板数量非常少,继而引发的颅内出血所导致的。此外,也要考虑是否并发中枢神经系统白血病、颅内感染及其他可能。

Q: 白血病会导致肝衰竭、肾衰竭吗?

白血病是会导致肝衰竭、肾衰竭的。因为白血病细胞有可能会侵袭肾脏,导致肾脏受累,影响肾小球正常的滤过功能,从而引起继发性的肾衰竭。同样白血病细胞也会浸润肝脏,导致肝脾肿大。此外,白血病患者需要进行化疗等抗肿瘤药物治疗,这些药物都具有一定的毒性,对肾脏、肝脏的功能会有一定影响。

白血病还可能会导致多器官功能衰竭。多器官功能衰竭指的是机体重要器官，如心、脑、肺、肾、肝，以及凝血系统等 2 个以上器官或系统同时或者短时间内先后受损的一种病理状态，一旦发生，脏器支持治疗很难逆转病程、降低死亡率。急性白血病患者常在疾病没有得到控制前或在疾病晚期的时候出现多器官功能衰竭。这主要是由于白血病患者自身存在某些诱发因素，如高龄、原来存在严重的器质性病变或者免疫功能低下，往往会造成脏器储备功能不足或单一器官功能不全，加上白血病对各脏器的浸润损伤，增加了脏器的负荷，进而导致了多器官功能衰竭。

Q: 白血病浸润骨头还是白血病吗？

白血病浸润骨头还是白血病。白血病是由骨髓异常性增生引起的，除了会导致造血功能受抑制外，还会引起全身各组织的浸润，包括骨骼。

Q: 关于白血病的常见认知误区有哪些？

误区一：白血病会传染。

血液病是以血液、造血器官及出凝血机制的病理变化为主要特征的一类疾病，它不具有传染性，因此，血液病患者完全不必担心会传染给别人。

误区二：骨髓穿刺检查会对身体造成损害。

骨髓穿刺是白血病诊断及疗效评估的必需项目，可以说没有骨髓穿刺就不能诊断白血病，没有骨髓穿刺就不能评估治疗效果。一般来讲，骨髓穿刺对人体健康并无影响，正常情况下，无严重的并发症，亦大概率不会有后遗症出现。对血液病患者来说，及时、准确的诊断治疗才是最重要的，如果因为怕"做骨穿伤身体"而拒绝进行检查，让疾病继续存在，那才是伤身体的事情。

误区三：白血病就是绝症。

白血病首先分为急性白血病与慢性白血病，急性白血病总体治疗效果不如慢性白血病，相比之下慢性白血病患者更易获得长期生存。急性白血病根据基因、染色体等指标也能分出预后好、预后中等及预后差的类型，其中急性白血病中的急性早幼粒细胞白血病也是可以治愈的。因此不能"谈白血病色变，要具体种类、具体基因突变具体分析"。不管是针对白血病，还是针对并发症，治疗技术一直是在不断进步的。相信有一天，我们面对白血病时，能够更加淡定从容。

误区四：得了白血病都需要骨髓移植。

目前来讲，慢性白血病稳定期不需要骨髓移植，急性白血病要根据其基因、染色体判断的预后分层及治疗效果来决定需不需要进行骨髓移植。

误区五：白血病病情缓解后，如未再出现症状，就不需要治疗了！

白血病经治疗后部分患者病情可缓解，恢复正常，一般无不适，但仍需规律地进行治疗而不能中断。因为白血病患者缓解后体内还存在残存的白血病细胞，若不继续治疗则白血病细胞会继续增殖，导致复发。白血病患者的治疗需要遵医嘱，切不可擅自减停。

第二节

检查与诊断

Q: 通过血常规检查能诊断白血病吗?

血常规的报告包括白细胞计数、红细胞计数、血红蛋白数值、血小板计数等,这些数值或多或少都会被白血病细胞影响。一般来讲,急性白血病表现为血红蛋白、血小板减少,白细胞增多或减少;慢性白血病多有白细胞升高、血小板正常或升高的表现。但是血常规只是怀疑白血病的初筛项目,不能依靠其诊断白血病。

Q: 血小板低能诊断是否为白血病吗?

单纯的血小板低不能确诊是白血病。因为引起血小板减少的原因有很多,如血小板减少性紫癜、再生障碍性贫血、骨髓浸润、辐射、维生素 B_{12} 缺乏、叶酸缺乏等,都有可能引起血小板减少。一般来说,白血病需要通过骨髓穿刺才能确诊。

Q: 白血病患者家属需要做检查吗?

因为白血病不是遗传病也不是传染病,如果自己得了白血病,仅需要患者完善相关检查并进行治疗,患者家人暂时不必做什么检查。如果不太放心，可以先做个血常规。

Q: 得了白血病，还需要继续做哪些检查?

白血病的确诊需要做骨髓穿刺（简称骨穿）。骨穿时我们留取相应检查需要的标本，即通常所说的涂片、流式、基因、染色体检查，这些对于判断白血病的预后非常重要。除此之外，心电图、胸部 CT 或胸部 X 线、超声心动图、腹部 B 超等检查对于评估患者治疗前的基线水平也非常重要。

Q: 白血病为什么要做骨穿或腰穿?

白血病是起源于造血干细胞的恶性克隆性疾病，骨髓是胚胎发育后期和出生后造血最重要的场所，骨穿就是直接抽取骨髓的造血细胞进行检查，故白血病的确诊或治疗后的疗效评估需要做骨穿。腰椎穿刺（简称腰穿）是诊断、治疗及预防中枢神经系统白血病的必要措施。

白血病细胞可以随血液流动至全身，也可以透过血 – 脑脊液屏障进入脑脊液。当白血病患者有头痛等神经系统症状时，需要警惕中枢神经系统白血病，此时需要行腰穿检查来诊断，经腰穿确诊之后，需要行腰穿检查联合鞘内注射化疗药物治疗中枢神经系统白血病。对于无中枢神经系统症状的患者，需要行腰穿检查联合鞘内注射以预防中枢神经系统白血病。

Q: 做骨穿或者腰穿的注意事项是什么?

血友病是骨穿的禁忌证；如果穿刺部位有皮肤破损及感染，

也不宜进行穿刺。穿刺后需要按压穿刺点，直到不出血，保持穿刺点干燥。腰穿需要满足血小板计数 $> 50 \times 10^9$/L，白细胞计数 $> 1.0 \times 10^9$/L。腰穿后需要去枕平卧 4 ~ 6 小时，防止低颅压性头痛的发生。

Q: 白血病的确诊依据是什么？

急性白血病患者若外周血或骨髓形态涂片中原始细胞 ≥ 20% 即可诊断；部分情况下，当患者被证实有特定的重现性细胞遗传学异常 t（8；21）（q22；q22）、inv（16）（p13；q22）或 t（16；16）（p13；q22），以及 t（15；17）（q22；q12）时，即使原始细胞 < 20%，也可以诊断。慢性髓细胞性白血病根据典型的临床表现，同时合并费城染色体和 / 或 BCR-ABL 融合基因阳性，即可确定诊断。慢性淋巴细胞白血病根据外周血单克隆 B 淋巴细胞计数、外周血涂片形态特征及免疫表型可诊断。

Q: 白血病和血友病的区别是什么？

白血病是起源于造血干细胞的恶性克隆性疾病，有一定的遗传因素，但并非遗传病，男女均可发病，以感染、贫血、出血为主要临床表现，血常规有异常，确诊需要行骨髓穿刺检查。

血友病是遗传病，具有家族性，属于 X 染色体连锁的隐性遗传病，绝大多数患者为男性，主要表现为关节、肌肉和深部组织出血，血常规基本正常，凝血因子Ⅷ或Ⅸ缺乏。血友病为骨髓穿刺禁忌证。

Q: 什么是类白血病反应?

类白血病反应通常并发于严重感染、恶性肿瘤等基础疾病，并有相应原发病的临床表现，显微镜下细胞胞质中常有中毒颗粒和空泡；嗜酸性粒细胞和嗜碱性粒细胞不增多；中性粒细胞碱性磷酸酶染色反应强阳性，血小板和血红蛋白大多正常；原发病控制后，白细胞恢复正常。白血病如果不继发严重感染，一般不会出现类白血病反应。

Q: 再生障碍性贫血与白血病有什么区别?

再生障碍性贫血为骨髓衰竭性疾病，简单一句话就是骨髓不造血，可出现白细胞减少、贫血、血小板减少的情况，药物治疗方面依靠环孢素进行免疫抑制治疗，雄激素促造血，可选择造血干细胞移植或 ATG（抗胸腺细胞球蛋白）治疗。

白血病为造血干细胞恶性克隆性疾病，正常骨髓造血干细胞可以造血，但由于被白血病细胞竞争抑制，导致血小板减少、贫血，一旦白血病细胞竞争解除，自身造血可以恢复。

第三节

常规治疗

Q: 得了白血病要怎么治疗？

不同类型的白血病，治疗方案不同。除急性早幼粒细胞白血病（APL），急性白血病的治疗主要为化疗。根据患者疾病危险度分层、化疗疗效及微小残留病监测水平决定是否行造血干细胞移植。APL 可予以维 A 酸联合砷剂治疗，患者生存期长，复发率低。慢性髓细胞性白血病以酪氨酸激酶抑制剂治疗为主。慢性淋巴细胞白血病治疗原则是观察等待，有治疗指征时再启动治疗。

Q: 什么是放疗？

放疗是放射治疗的简称，是治疗肿瘤的一种手段。利用放射性的射线，对身体局部进行照射，进而达到杀灭肿瘤细胞的目的。

Q: 为什么白血病要放疗？

白血病的治疗一般是化疗，对于中枢神经系统白血病患者，或者有髓系肉瘤且经过系统治疗仍有残留病灶的患者，需要考虑放疗。

Q: 白血病放疗具体是怎么做的?

放疗首先做放疗定位，然后给患者做 CT 扫描，扫描以后医生根据肿瘤部位是否有淋巴结及周围正常组织侵犯，以及周围是否有需要保护的正常器官，为患者制订放疗计划。

放疗计划做好以后，安排患者做一次复位，检测体位是否可以完成治疗。复位完成以后安排患者开始正式治疗，治疗时患者需要去治疗机房，治疗机房呈封闭式环境。患者要躺到治疗床上进行体膜固定，技术员根据激光线进行摆位，摆到合适位置后参考放疗计划，对患者进行照射。照射过程中一般不会感觉到明显不适。

Q: 白血病需要放疗多久?

白血病的放疗主要用于治疗中枢神经系统白血病，以及部分有髓外包块的患者。放疗计划需要由专业放疗医生根据患者的情况来制订，放疗治疗时间不可一概而论。

Q: 白血病放疗有什么不良反应?

放射线在杀灭肿瘤细胞的同时，也会对照射范围内的正常组织造成损伤。其不良反应因人而异，与治疗时的放射剂量、部位，以及患者个体健康状况有关。大多数患者的不良反应会在治疗后随着时间而逐渐缓解及消失，主要包括照射野皮肤损伤、恶心、呕吐、发热、血常规三系减少、乏力等。此外，由于照射部位不同，还可能引发口咽干燥疼痛、放射性肺炎、放射性食管炎、脱发等。

Q: 什么是化疗？

化疗是化学药物治疗的简称，指通过使用化学药物达到杀灭肿瘤细胞的目的，通常是以静脉滴注的形式将化疗药物输入患者体内，当然也有口服药物。

Q: 为什么白血病要化疗？

白血病属于肿瘤范畴。治疗肿瘤的三大手段为手术、化疗、放疗。其中手术、放疗属于局部治疗，化疗属于全身治疗。化疗药物能随血液循环遍布全身组织、器官，从而达到杀灭肿瘤细胞的目的。白血病细胞为非实体瘤细胞，随血液循环在体内不断流动，化疗是实现治疗目的的重要手段。

Q: 白血病化疗具体是怎么做的？

急性白血病患者大多数都是以静脉滴注的形式完成化疗，不同的化疗方案，所用药物及治疗天数不一样。医生每日按照制订好的治疗方案，将化疗药物一次输入患者体内，输液过程中患者会有恶心、呕吐等胃肠道反应。经过评估，不能耐受强化疗的患者，选择弱化疗方案，以减少并发症并降低死亡率。弱化疗方案可口服给药，或者皮下给药，或者静脉给药。

Q: 白血病需要化疗多久？

急性白血病的治疗周期需要根据急性白血病的类型、危险度分层及治疗后的微小残留病灶监测结果决定。对于急性髓细胞性白血病（除急性早幼粒细胞白血病）低危患者，获得完全缓解后一般巩固 4～6 个疗程。在其后的骨髓监测中，如果疾病复发，需要重启治疗；对于中、高危患者，建议获得缓解后，如果有合适供者，行异基因造血干细胞移植。对于成人急性淋巴细胞白血病患者，建议缓解后行异基因造血干细胞移植。如果患者无合适供者或无法行异基因造血干细胞移植，建议维持治疗 2 年。

Q: 单纯靠化疗能不能治疗白血病？

白血病是有机会通过化疗而达到痊愈的，但是这种情况相对较少。对于急性早幼粒细胞白血病患者，可以通过维 A 酸和砷剂的联合化疗来治愈。但是对于绝大多数白血病患者，仅仅是通过化疗，效果可能会有一定的限制，即使达到了完全缓解，在以后的学习、工作、生活中，都可能存在复发的情况。对于急性髓细胞性白血病（排除急性早幼粒细胞白血病）和急性淋巴细胞白血病患者，建议联合化疗加骨髓移植，有机会达到长期生存的目的。骨髓移植可以选择同胞全相合，也可以选择同胞半相合，或者是父母子女的半相合。

Q: 白血病化疗有什么不良反应？

化疗常见的不良反应有恶心、呕吐等胃肠道反应，后期会有脱发；另外化疗也会影响肝、肾功能，导致肝、肾功能损伤；部分化疗药物对心脏有毒性，可导致心肌损伤或心力衰竭；一些类固醇激素的使用会使患者血糖升高，脂质代谢紊乱；部分女性患者会出现内分泌功能紊乱，月经不规律；部分药物会导致周围神经毒性，患者表现为手脚麻木，甚至引发肠梗阻；患者化疗后还可能会有骨髓抑制，可导致白细胞、血红蛋白、血小板减少。

Q: 白血病多次化疗不缓解怎么办？

对于化疗未缓解的白血病患者，可选择再次化疗、更换方案或使用强化疗方案；化疗多次仍持续未缓解的患者，国内外指南均推荐参加临床试验；少部分情况下会对两次以上化疗没有达到缓解的白血病患者"强行移植"。还可以根据情况考虑其他的辅助用药或是进口药物联合治疗。

Q: 患者应选择放疗还是化疗？

白血病患者治疗主要以化疗为主，当出现中枢神经系统白血病或髓外病灶难以清除时，由专科医生建议是否进行放疗。

Q: 白血病只能靠骨髓移植才能治愈吗？

骨髓移植是治愈白血病的一种手段，但并非只有骨髓移植才能治愈白血病。白血病也分为若干种，在急性白血病中，急性早幼粒细胞白血病患者经过诱导缓解后，进行巩固治疗是可以治愈的；部分低危的急性髓细胞性白血病患者经过诱导、巩固治疗后，也能获得长期生存。慢性髓细胞性白血病患者通过口服药物，也能实现长期生存。慢性淋巴细胞白血病患者从发现到需要治疗，会经过一定的无药观察期，一旦符合治疗指征，通过治疗，也能获得长期生存。需要注意的是，白血病毕竟是肿瘤，治愈后仍有复发可能。

Q: 治疗白血病还涉及哪些科室?

白血病在治疗过程中可能涉及多个科室,治疗时如果患者并发心脏问题或是在原有心脏病的基础上发现白血病,需要与心脏内科或心脏外科联合治疗;如果患者合并乙肝或治疗过程中出现肝功能异常,需要与肝病科或感染科联合治疗;如果患者治疗过程中血糖等出现问题,需要内分泌科的治疗。白血病治疗中可能涉及的科室还有心理门诊、妇科等。

Q: 得了白血病吃中药有用吗?

西药能治疗白血病主要是因为西药能杀灭肿瘤细胞,中药中绝大部分药物没有此功效,但是部分中药方剂或中成药有补中、益气、养血等功效,在一定程度上能促进患者康复。因此,中药治疗白血病可起到辅助作用。

治疗急性早幼粒细胞白血病的复方黄黛片,是中药,是我们国家所独有的。

Q: 白血病的并发症有哪些?

白血病化疗后骨髓抑制期间发生率最高的并发症是感染、出血。感染是因为化疗后白细胞低,机体的免疫力差,易感染,多表现为发热,主要的感染部位有肺部(细菌、真菌)及血液(细菌、真菌),部分患者也会有腹腔及皮肤软组织感染。出血是因为化疗后血小板低,常表现为皮肤黏膜出血,鼻腔、牙龈出血,也有患者会出现消化道出血或脑出血,其中脑出血几乎是致命性的。

Q: 怎么做才能预防白血病的并发症?

白血病的并发症并不能完全预防,只能采取措施,尽可能降低并发症发生的概率。白血病患者需要注意个人卫生及日常防护,戴好口罩,保持周围环境清洁,定期消毒及通风换气,不到人流密集的场所。血小板减少期间避免剧烈活动,尽可能卧床休息,保持大便通畅,切忌用力大便,伴有高血压的患者需要把血压降至安全水平。女性患者如果血小板减少期间恰逢经期,需及时告知医生,采取有效措施止血。

Q: 白血病并发症要怎么治疗?

如果患者存在发热、感染,在抗生素抗感染的同时,积极寻找感染灶,寻找病原学证据,选择有效的抗生素治疗。如果存在出血,需要输注血小板;如果出现贫血,需要输注红细胞。

血小板、红细胞无药物可替代,都是通过热心人士无偿献血获得的。因此,在此强调一下,社会无偿献血对治疗白血病非常重要。

Q: 脐带血可以治疗白血病吗?

脐带血是胎儿娩出、脐带结扎并离断后残留在胎盘、脐带中的血液,其中含有大量的造血干细胞,是可以治疗白血病的。但是相对于外周血或骨髓,脐带血中的造血干细胞数量较少,需要多份脐带血,才能有较好的效果。另外,每个治疗单位的经验是不同的,脐带血治疗白血病的效果也会有差异。

Q: 成分输血是什么意思？

临床上常根据患者病情的需要，有针对性地选用不同的血细胞成分或血浆输入患者体内。成分输血的主要种类有血浆、血小板、白细胞和红细胞。

Q: 白血病病情加重会有哪些表现？

对于急性白血病患者来讲，病情加重，意味着复发，在血常规长期稳定的基础上白细胞突然升高或降低、贫血、血小板减少，部分患者会有骨痛、发热等表现。

对于慢性髓细胞性白血病患者来讲，病情加重意味着病情进展到了加速期或急变期，化验检查表现为白细胞增多、外周血原始细胞增多、血小板减少（$< 100 \times 10^9/L$）或升高（$> 1000 \times 10^9/L$），或骨髓染色体出现克隆演变，临床表现为乏力、高热、骨痛、脾脏增大。

慢性淋巴细胞白血病患者病情加重意味着需要治疗，会有贫血、血小板减少、淋巴结及脾脏增大、白细胞倍增时间缩短，患者会感到严重乏力、短时间内体重减轻，伴有低热和盗汗等症状。

Q: 需要骨髓移植的话，匹配的骨髓好找吗？

如果有兄弟姐妹，兄弟姐妹中同胞全相合即完全匹配的可能性大些。在非血缘供者库和脐带血库中找到全相合供者的机会是非常有限的，需要提前2～3个月准备。如果找不到也不要悲观，我们国家半相合的骨髓移植体系已经非常完善，可以选择半相合供者。几乎每个人都可以找到半相合的血缘供者，父母、兄弟姐妹、舅舅、姨、姑姑、叔叔、伯父等有血缘的人都可以成为半相合供者的候选人。半相合移植可以达到与配型相合移植和非血缘移植相似的效果，尤其高危患者采用自家人做供者，不仅能够及时移植，还可以冻存淋巴细胞以备复发时用。

Q: 为什么有些人得了白血病会放弃治疗？

白血病的治疗需要平衡白血病类型、患者年龄、经济状况、获益程度等各方面因素，对于年轻的急性白血病患者，大部分家庭都会积极治疗，而对于年龄 ≥ 75 岁的老年患者，有些家庭根据治疗获益程度、经济状况等综合考虑后，选择了放弃。

Q: 治疗白血病大概需要多少钱？

白血病的花费需要视具体情况而定，如果治疗中患者有感染等严重并发症，或治疗效果不好，后期需要行造血干细胞移植，则需要花费不少费用；如果患者整体治疗顺利，则费用较少。

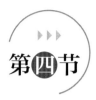

第四节

致病基因与靶向治疗

Q: 什么是白血病的基因突变?

白血病的基因突变是指患者体内白血病细胞基因突变，而不是指患者本人的基因突变，这些基因突变有的是白血病发病的驱动因素，有的直接影响患者预后。

Q: 白血病基因突变可怕吗?

首先，白血病基因突变不是患者基因突变，而是患者的白血病细胞产生了突变，如果治疗效果满意，用现有的检测技术可能就检测不到突变基因了，患者就会回到未得病的状态。

其次，部分基因突变与白血病预后相关，某些突变会获得相对较好的治疗结果，而有些类型突变则治疗效果差。

Q: 白血病基因检测阳性和阴性哪个好?

不能单纯从基因检测阴性和阳性判断基因的好坏，某些基因，如 *PML∷RARα*、*RUNX1∷RUNX1T1*、*CBFB∷MYH11*、*CEBPA bzip* 等，有这些融合基因或基因突变，提示该患者预后良好；如患者携带 *TP53* 突变、*ASXL1* 突变，提示预后不良；如果患者无任何突变，也无任何高危染色体改变，提示患者预后中等。

Q: 白血病基因没突变能吃靶向药吗?

大部分急性白血病患者原始细胞都会表达 *BCL-2*，如果没有基因突变，根据情况可选择 *BCL-2* 抑制剂。慢性淋巴细胞白血病患者可选择 BTK 抑制剂（布鲁顿氏酪氨酸激酶），这些都是广义的靶向药物。

第五节

预后与日常护理

Q: 白血病"治愈"的标准是什么?

急性白血病有若干疗效评估标准,完全缓解是最理想的状态。完全缓解的标准是外周血无原始细胞,无髓外白血病,骨髓造血功能恢复,骨髓中原始细胞 $< 5\%$,外周血中性粒细胞 $> 1.0 \times 10^9/L$,血小板 $> 100 \times 10^9/L$。在完全缓解的基础上停止化疗达 5 年或无病生存达 10 年才能称之为治愈。

Q: 治愈或达到治愈标准后,还会复发吗?

白血病本质上属于肿瘤,肿瘤的特性就是不断自我复制,因此,即使达到治愈标准后,受到某些因素的影响,还是会有复发的可能。

Q: 得了白血病还能活几年?

白血病患者的生存时间,需要根据白血病类型及患者基因、染色体的状态而定。

急性白血病患者,如果不经治疗,生存期一般为 1 ~ 3 个月。1 ~ 9 岁的急性淋巴细胞白血病患者,若白细胞计数 $< 50 \times 10^9/L$,

并且伴有超二倍体或 t（12；21），预后最好。80% 以上的患者能获得长期的无病生存或者治愈。急性早幼粒细胞白血病的患者，若能避免早期死亡，则预后良好，多可治愈。老年、发病时高白细胞的急性白血病患者预后不良。继发性急性白血病、复发、多药耐药、需要多疗程化疗方能缓解及合并髓外病变的急性白血病患者预后较差。

对于慢性髓细胞性白血病，在前酪氨酸激酶抑制剂（TKI）时代，慢性期患者中位生存期为 39 ～ 47 个月，3 ～ 5 年内进入急变终末期；一代 TKI 作为一线治疗药物可使慢粒患者的 10 年生存率达 85% ～ 90%。慢性淋巴细胞白血病是一种高度异质性疾病，从终身无须治疗到疾病短期快速进展，病程长短不一。

Q: 如果暂时不治疗，白血病会越来越严重吗?

这需要看类型。急性白血病，中位自然生存期一般为 3 个月，所以如果不治疗，病情会越来越重。慢性髓细胞性白血病，自然病程较急性白血病长，但是如果不治疗，也会越来越严重。慢性淋巴细胞白血病是惰性疾病，治疗原则就是观察等待，直到病情进展至有治疗指征时才启动治疗。

Q: 白血病复发和体内残留有没有关系?

有一定关系，但是残留不等于复发。白血病患者在治疗后可达到血液学及骨髓象的完全缓解，也就是经过治疗后主要的指标大体恢复或接近正常，检查也难以检出白血病细胞的存在。实际上治疗后，无论有无达到缓解，患者骨髓内的恶性白血病细胞还是存在的。我们所谓的残留阴性，指的是在目前的检测方法下，所能检测的最低限。目前能达到的最高敏感度在 10^{-6} 水平。更低水平的白血病残留目前是检测不到的。残存的细胞会成为白血病复发的根源，但并非有残留就一定会复发，医学上对于白血病在早期还无法给出肯定能完全治愈的结论，需要通过观察评估患者治疗所能达到的效果才能得出结论。

在早期就能达到持续性完全缓解的白血病患者大多预后是好的。有些基因染色体突变的情况也可以通过针对性的治疗来逆转。因此，达到临床康复的病例越来越多。而残留的白血病细胞，根据病例观察，是可以被进一步清除的。并且白血病患者保持最佳治疗状态的时间越长，复发率越低，甚至可忽略不计（当然，需要远离一些不利的生活环境及化学毒物因素，特别是在停药后）。

Q: 白血病靠输血治疗能维持多久?

白血病输血能够维持多久，要看白血病的具体类型以及危险分层。例如，急性白血病的患者，靠输血治疗维持时间通常为数月至一年；而慢性白血病的患者如果靠输血治疗，可以维持的时间就比较长，甚至可以高达数年。

而低危的白血病患者，生存期较长，输血治疗可以维持数年；如果是高危的白血病患者，则生存期较短，只是靠输血治疗，常常维持的时间较短，可能为数天至数月。白血病属于血液系统恶性肿瘤，患者需要进行化疗，部分患者还需要进行造血干细胞移植，而输血只是对症支持治疗。

Q: 白血病患者的日常生活需要注意什么？

由于患者免疫力低下，房间空气要保持清洁，定期消毒；患者应少到人员密集场所；避免剧烈活动，特别是化疗后骨髓抑制期间；要戴好口罩，并及时更换新口罩，应注意保护隔离。

营养要均衡，进食易消化食物，饮食不宜太热、太硬，以免引起出血。注意饮食卫生，保持大便通畅。

保持口腔清洁，血小板低时用苏打水等漱口水漱口代替刷牙，如果刷牙提倡用软毛牙刷。

加强会阴部清洁，有肛裂和痔疮的患者，要经常用干净的清水清洗肛门，或者用 1 ：1000 的高锰酸钾坐浴，防止肛周脓肿形成。

要坚强面对疾病，树立战胜疾病的信心，保持良好的心态。积极配合医生的治疗。

在家遵医嘱服药，定时复查血常规，根据血液科医生的要求定期来医院化疗，并接受定期随访，以便医生了解病情变化，确定治疗及护理方法。

Q: 得了白血病还能做运动吗？

运动对白血病患者是有利的，白血病患者治疗后可能会出现持续的肌无力、活动受限和功能下降等，而适当的运动可以改善以上状况。一般要求患者的血小板 $> 10^9$/L，粒细胞绝对值 $> 0.5 \times 10^9$/L，血红蛋白 > 80 g/L，没有严重的感染或出血，没有病理性骨折等并发症时才可以进行运动锻炼。

有报道提出抗阻运动可能比有氧运动更适合白血病患者。另外，步行是一种便于医务人员指导和监测，也易于被患者接受的运动方式，在临床护理工作中具有推广应用价值。建议白血病患者选择安静、没有污染的场所，如公园、庭院、家中等，中性粒细胞减少期的患者活动应限制在特定的环境中，以预防感染，如在床上活动或在室内步行。如果白血病已治愈很长时间，可正常上班，这时就可以做正常的活动，但不建议做极限运动，如跳伞、跳水或登山运动等。

⒬ 白血病患者饮食上应着重补充哪种营养？

大部分患有白血病的人身体都比较虚弱，所以，患者的饮食需要注意营养的补充。可以多选用一些质量好、消化与吸收率高的动物性蛋白和豆制品，如禽蛋、乳制品、鱼、虾、瘦肉、豆腐等，以补充机体对蛋白质的需求。

⒬ 得了白血病，饮食上有什么忌口吗？

白血病患者饮食建议遵循"新鲜、干净、卫生、分餐"的原则，尽量避免辛辣刺激。如果在化疗期间，应清淡饮食，避免进食可能带有骨头、鱼刺等尖利物的食物。

⒬ 白血病患者化疗期间需要注意什么？

患者化疗期间，常有胃肠道反应常见，应清淡饮食，多吃高纤维的食物，保持大便通畅，多饮水，多排尿。某些化疗药物会与其他药物相互作用，如果在接受化疗时同时还服用其他药物，需要告知医生。需要注意个人卫生防护，预防感染。血小板低的患者，避免剧烈活动，卧床休息。

Q: 白血病患者化疗结束出院后该如何安排复诊？

患者化疗结束出院后，需遵医嘱，规律复查血常规，至少一周一次门诊。建议门诊前把疑问列在本子上，以便就诊时逐一询问医生。骨穿复查时间及下次住院化疗相关事项，医生会在门诊中告知患者。

Q: 家属要如何与患者沟通才能缓解其情绪？

首先，患者家属要平衡心态，接受及面对现实，以积极的态度配合治疗与护理。

其次，患者家属要积极与患者沟通，了解患者心理状态；倾听患者的主诉，摸清患者目前最大的困惑；掌握必要的疾病、治疗、心理相关知识，了解一些治疗成功案例并讲述给患者，帮助患者正确应对不良情绪，树立战胜疾病的信心，从而以积极的心态配合治疗护理。

Q: 患者化疗期间，家属能提供什么帮助？

首先，家属需要注意帮助患者做好日常护理，白血病患者免疫力差，需要保持个人及周围环境清洁卫生。

其次，因化疗药物带来的恶心、呕吐等胃肠道反应，使患者情绪不稳定，家属需要尽可能安抚患者，提供营养、清淡、易消化食物。

Q: 终末期患者如何提升生活质量?

血液病患者及家属要保持乐观向上的精神，保持平和的心态，学会管理自己的情绪，适时调节心理状态。针对白血病晚期症状，如贫血、血小板减少、疼痛等，医生会视情况及时给予输红细胞、输血小板、止痛等支持治疗。

▶▶▶ 第二章

慢性髓细胞性白血病

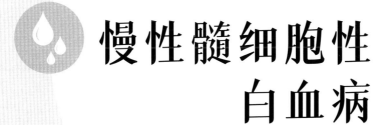

第一节

快速了解慢性髓细胞性白血病

Q: 什么是慢性髓细胞性白血病?

慢性髓细胞性白血病俗称慢粒，是骨髓造血干细胞克隆性增殖所形成的一种髓系肿瘤。它的特点是产生大量不成熟的白细胞，这些白细胞在骨髓内聚集，抑制骨髓的正常造血，并且通过血液扩散至全身，导致患者出现贫血、出血、感染及器官浸润等，在白血病中约占 15%。全球每 10 万人口有 2 个左右发病。绝大多数患者起病缓慢，早期常无症状，临床逐步出现乏力、食欲不振、腹部胀满、盗汗和体重下降，偶因体检发现白细胞计数增高或左上腹包块而做进一步检查。费城染色体或 *BCR-ABL* 融合基因为诊断必备条件。

Q: 慢性髓细胞性白血病有哪些类型?

慢性髓细胞性白血病（CML）整个病程分为三期，即慢性期、加速期和急变期。国际骨髓移植登记处对 CML 分期如下。

慢性期：治疗后无明显症状，无加速期和急变期特点（骨髓可有粒系增生活跃，有费城染色体和 / 或其他染色体异常）。

加速期：①常规治疗（羟基脲或白消安）难以使增高的白细

胞降低或停药间期缩短；②白细胞倍增时间＜5天；③外周血或骨髓中原始细胞超过10%；④外周血或骨髓中原始细胞＋早幼粒细胞超过20%；⑤外周血嗜碱性粒细胞超过20%；⑥常规治疗（羟基脲或白消安）后贫血和血小板减少不改善；⑦持续血小板增高；⑧除费城染色体外出现其他染色体异常；⑨脾脏进行性肿大；⑩发生绿色瘤或骨髓纤维化。

急变期：骨髓中原始细胞＋早幼粒细胞≥30%。

Q: 患慢性髓细胞性白血病的人多吗？

白血病根据细胞的成熟程度和自然病程，可以分为急性白血病和慢性白血病。我国白血病总的发病率大概为（3.0～4.0）/10万，其中，以髓细胞性白血病比较多见。

Q: 哪些群体容易得慢性髓细胞性白血病？

放射工作者：推测放射线（即辐射）可能损伤了染色体，致费城染色体形成，从而发展为慢性髓细胞性白血病。

家族性白血病患者：家族性白血病约占白血病的0.7%，单卵双生子中，如果一个人患有白血病，另一个人的发病率为20%。

特殊疾病人群：如唐氏综合征患者、先天性再生障碍性贫血患者等。

其他血液病患者：如骨髓增生异常综合征患者。骨髓增生异常综合征也是起源于造血干细胞的一组异质性髓系克隆性疾病，部分患者2年即发展为白血病，而有些患者可持续10～15年甚至更久才发展为白血病。

长期使用免疫抑制剂的人群：免疫抑制剂会抑制机体的免疫功能，免疫功能紊乱会引起自身免疫病，增加白血病患病的风险。

Q: 为什么会得慢性髓细胞性白血病?

慢性髓细胞性白血病和其他白血病一样，目前认为主要和以下 4 个方面的因素有关。

生物因素：主要是指病毒感染和免疫功能异常，病毒感染之后可能会导致白血病；免疫功能异常主要见于患有免疫性疾病的患者，其患白血病风险更高。

物理因素：主要是指 X 射线、γ 射线等电离辐射因素。

化学因素：如苯及含有苯的溶剂、药物（如乙双吗啉）。此外，抗癌药物也能导致白血病。

遗传因素：家族性白血病发病率为 7‰；另外，单卵双生子中，其中一个患有白血病，另外一个患有白血病的概率是 20%；还有一些遗传性疾病也会导致白血病的发病率升高。

Q: 慢性髓细胞性白血病与压力、睡眠、情绪有关系吗?

压力、睡眠、情绪与白血病发病没有直接关系。但慢性髓细胞性白血病的发病受综合因素影响，压力大、睡眠差、情绪不稳定会导致机体免疫力低下，容易发生感染等。

Q: 慢性髓细胞性白血病能预防吗？

由于慢性髓细胞性白血病的病因尚不明确，因此没有特别有效的措施可以预防此病。但采取一些措施远离其危险因素，可以减少该病的发生，这些措施包括对高危人群的早期筛查，保持健康合理的生活习惯，主动远离危险诱发因素等，具体措施建议如下。

（1）有骨髓增生异常综合征、慢性骨髓增殖性肿瘤的患者为白血病转化的高危人群，应定期进行体检，以便早期发现疾病变化，早期治疗。

（2）经常运动，防止肥胖。推荐低强度、持续时间长的运动，如慢跑、游泳等，避免久坐不动。

（3）避免受到 X 射线、γ 射线等电离辐射，避免接触苯及含有苯的有机溶剂，远离杀虫剂、苯及其衍生物、甲醛、亚硝胺类、氯霉素等化学物质。

Q: 如何尽早发现自己得了慢性髓细胞性白血病？

生活中出现一些症状时应引起注意，如腹胀、早饱、乏力、牙龈增生、皮肤软组织下出现一些包块增生、尿酸持续增高、部分男性的持续性勃起。可以做一些血液学检查，用于及早发现和诊断慢性髓细胞性白血病。

Q: 慢性髓细胞性白血病有什么典型症状？

（1）各年龄均可发病，中年最多见，男性多于女性。

（2）起病缓慢，早期常无自觉症状，可因查体意外发现血常规异常或脾大而确诊。

（3）随病情进展可出现乏力、低热、多汗、盗汗、体重减轻等代谢亢进的表现。

（4）查体发现脾大最为突出，治疗缓解后脾可缩小，随病变发展可再度增大。若脾区压痛明显并有摩擦音提示脾梗死。约半数患者可伴有肝大。部分患者有胸骨中下段压痛。当白细胞显著增高时可有眼底静脉充血及出血。

（5）白细胞极度增高时（如超过 $200 \times 10^9/L$）可发生白细胞淤滞症，表现为呼吸窘迫、头晕、言语不清、中枢神经系统出血、阴茎异常勃起等。

Q: 慢性髓细胞性白血病有什么早期症状？

早期常无自觉症状，患者可能由于健康体检或其他疾病就医时发现血常规异常，或者因脾脏增大进行进一步检查时被发现。早期症状一般会持续 1 ～ 4 年，患者有乏力、低热、多汗、盗汗、体重减轻等代谢亢进症状，以及肝脾大，但是肝大相对较少。部分患者胸骨中下段有压痛，白细胞极度升高时可以发生白细胞淤滞症。

Q: 慢性髓细胞性白血病为什么会导致骨痛？

白血病患者出现骨痛，通常见于两种情况，一种情况是白血病患者肿瘤负荷较高，白血病细胞异常增高导致的骨痛；另外一种情况是白血病患者在化疗以后粒细胞减少，可能会应用粒细胞集落刺激因子进行升细胞治疗，患者粒细胞异常增高的时候也会出现骨痛。应对第一种情况主要是进行积极的化疗来降低肿瘤负荷，以减轻疼痛。应对第二种情况主要是停用粒细胞集落刺激因子，停用之后，其导致的骨痛往往就会减轻，直至缓解。

Q: 慢性髓细胞性白血病为什么会导致脾大？

慢性髓细胞性白血病会导致肝、脾、淋巴结的肿大，是因为患有该病时，白血病细胞常常是异常增高的，甚至可以超过100×10^9/L，而脾脏属于造血器官，当白血病细胞异常造血时，异常增殖的造血细胞可能堆积在脾脏里面，引起脾大。有一些患者脾大，甚至可达盆腔，从而出现腹胀、不能进食的情况。慢性髓细胞性白血病患者可以口服靶向药酪氨酸激酶抑制剂（TKI），当疾病控制之后，脾脏也会缩小。

Q: 慢性髓细胞性白血病会遗传吗？

慢性髓细胞性白血病不能算是遗传性疾病，简单来讲不会遗传。患者患病是因为后天受到某些物理、化学因素的刺激。无论男性还是女性，其胚胎细胞（包括卵子和精子）在遗传学上没有发生改变，所以其后代在遗传学上也不会有任何改变。因此，即便患慢性髓细胞性白血病，也不用太惊慌。临床上有很多患者，经过正确治疗而完全治愈，最后组建幸福家庭，分娩出健康的宝宝。前提条件是在医生的指导下，经过正规治疗，才可以达到最好的疗效。

第二节

检查与诊断

Q: 慢性髓细胞性白血病（CML）的常规诊疗流程是什么？

CML 常规诊疗流程如图 2-1 所示。

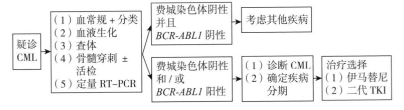

图 2-1　慢性髓细胞性白血病常规诊疗流程示意

Q: 慢性髓细胞性白血病（CML）需要做哪些检查？

体格检查：患者就诊时，医生会询问总体的健康状况。在检查过程中，医生会观察患者是否出现白血病的迹象，如胸骨压痛和皮下出血点等。

血常规检查：处于慢性期的患者，血常规中白细胞数明显增高，常超过 20×10^9/L，甚至超过 100×10^9/L，血涂片中粒细胞显著增多，可见各阶段粒细胞，以中性中幼粒细胞、晚幼粒细胞和中性杆状核粒细胞居多，原始细胞 < 10%，嗜酸性粒细胞、

嗜碱性粒细胞增多，血涂片结果有助于诊断。血小板可在正常水平，近半数患者增多，晚期血小板渐渐减少，并出现贫血。处于加速期的患者外周血细胞 ≥ 10%，嗜碱性粒细胞 > 20%，不明原因的血小板进行性减少或增加。

骨髓细胞学检查：处于慢性期的患者，骨髓增生明显至极度活跃，以粒细胞为主，红细胞相对减少，粒红比例明显增高，其中中性中幼粒细胞、晚幼粒细胞及中性杆状核粒细胞明显增多，原始细胞 < 10%；嗜酸性粒细胞、嗜碱性粒细胞增多；巨核细胞正常或增多，晚期减少；偶见戈谢细胞。处于加速期的患者，骨髓原始细胞 ≥ 10%。

中性粒细胞碱性磷酸酶（NAP）活性：降低或呈阴性反应。治疗有效时 NAP 活性可以恢复，疾病复发时又下降，合并细菌性感染时可略升高。

细胞遗传学及分子生物学检查：95% 以上的 CML 患者细胞中出现费城染色体（小的 22 号染色体），显带分析为 t（9；22）（q34；q11）。9 号染色体长臂上 C-ABL 原癌基因易位至 22 号染色体长臂的断裂点簇集区（BCR）形成 BCR-ABL 融合基因。其编码的蛋白主要为 P210，具有酪氨酸激酶活性。费城染色体可见于粒细胞、红细胞、单核细胞、巨核细胞及淋巴细胞中。不足 5% 的 CML 患者会出现 BCR-ABL 融合基因阳性而费城染色体阴性。

血液生化检查：血清微生素 B_{12} 浓度及维生素 B_{12} 结合力显著增高，原因是大量正常的粒细胞和白血病性粒细胞产生了过多运输维生素 B_{12} 的转钴胺素蛋白 I。血清及尿液中尿酸浓度增高，尤其在化疗时。

CT、MRI 检查：确定白血病细胞是否有其他器官的浸润。

Q: 慢性髓细胞性白血病能否在家自查?

慢性髓细胞性白血病无法通过自查的方法来进行诊断。慢性髓细胞性白血病前期没有特异性的症状，多数患者前期只会感觉乏力，以盗汗和低热这些非特异性的表现为主。慢性髓细胞性白血病起病比较缓慢，病情发展也很缓慢，自然病程一般在 1 年以上，主要的临床表现为淋巴结肿大，超过八成的患者会出现明显的淋巴结肿大；其次就是患者会出现肝脾大，多数患者腹部会出现明显的饱胀感；同时由于红细胞和血小板的减少，患者会出现贫血和出血的症状。

Q: 慢性髓细胞性白血病的诊断标准是什么?

如果患者出现白细胞增高或伴脾大，外周血可见髓系不成熟细胞，应高度怀疑慢性髓细胞性白血病。存在费城染色体和 / 或 *BCR-ABL* 融合基因阳性是诊断慢性髓细胞性白血病的必要条件。

主要特点如下。

血常规：白细胞增高，可伴有血红蛋白下降或血小板增高，外周血中可见不成熟粒细胞，嗜碱性粒细胞和嗜酸性粒细胞增多。

骨髓形态学：增生极度活跃，以粒系增生为主，可伴有巨核细胞系增生，相对红细胞系增生受抑。

细胞遗传学分析：以显带法进行染色体核型分析，可见费城染色体。

分子学检测：外周血或骨髓标本经 RT-PCR 检测，确认存在 *BCR-ABL* 融合基因。

Q: 骨穿对慢性髓细胞性白血病诊治有什么作用？

临床上确诊白血病必须进行骨髓穿刺检查，因为白血病细胞就来源于骨髓。造血干细胞在骨髓中恶性增殖，会导致正常的造血功能受到抑制，继而可能会通过外周血有所反应，但是外周血的一些改变不能完全代表骨髓的情况，如某些类型的白血病的外周血白细胞是正常的，甚至是降低的。如果单靠外周血血常规的变化来诊断，容易出现误诊或者漏诊。所以怀疑白血病，必须要做骨髓穿刺检查。

Q: 腰穿对慢性髓细胞性白血病诊治有什么作用？

白血病患者做腰椎穿刺的原因如下。

（1）疾病诊断的需要：白血病是一类造血干细胞恶性克隆性疾病，白血病细胞来源于骨髓，同时骨髓里面的白血病细胞可以通过外周血进入到全身各个脏器，当白血病细胞浸润到脑膜、中枢神经系统时，就可以通过腰椎穿刺，再加上临床症状，来帮助诊断中枢神经系统白血病。

（2）疾病治疗的需要：通过腰椎穿刺进行鞘内注射，将化疗药物如甲氨蝶呤、地塞米松、阿糖胞苷（Ara-C）等注入脑脊液，来治疗中枢神经系统白血病。

（3）预防中枢神经系统白血病：某些白血病如急性淋巴细胞白血病，非常容易侵犯中枢神经系统，因此需要通过腰椎穿刺术进行鞘内注射预防中枢神经系统白血病的发生。

Q: 骨穿是如何操作的？

骨穿主要是指以无菌的操作方式，从骨髓中抽取骨髓液进行检查。这是一种临床常见的操作手段，可以有效判断血液系统或者骨骼系统有无病变。一般选髂前上棘的平坦处或者胸骨、髂后上棘为穿刺点，患者平卧或侧卧，进行局部消毒，铺有孔洞巾。骨穿一般在局部麻醉下进行，可以麻醉到骨面，然后用骨穿针直接穿入骨髓中，再用针头进行抽吸，抽出几毫升的骨髓液，之后将穿刺针拔除，局部按压，可以有效止血。抽出来的骨髓液会进行涂片检查，医生根据检查结果明确诊断。

Q: 骨穿有什么风险？

骨穿的风险主要是三方面。

一是穿刺失败，进行骨髓穿刺时，穿刺针未真正进入骨髓腔，抽取内容物为附近组织血管内的血液，或虽进入骨髓腔，但是将骨髓腔内血管损伤，使血液和骨髓液混合，造成骨髓液稀释，同样会导致取样失败，影响检查结果。

二是穿刺后感染，若穿刺后局部皮肤未保持清洁干燥，或穿刺过程中无菌原则执行不彻底，可能会导致局部被细菌等病原微生物感染，不利于伤口恢复。

三是血流不止，若进行骨髓穿刺的患者存在凝血功能障碍，或患有血友病，可能出现局部流血不止的情况，严重时可能导致失血性休克。

骨髓穿刺虽有以上风险，但只要掌握好穿刺角度与深度，同时患者在良好麻醉状态下配合操作，绝大多数骨髓穿刺可安全顺利完成，患者不必过度担心。

Q: 做骨穿需要注意什么？

做骨髓穿刺需要注意以下几个方面。

（1）注意无菌操作，消毒范围要充分，垫无菌洞巾，戴无菌手套，避免操作时造成污染，导致骨髓炎。

（2）注意穿刺的时候，针不能过度向前后左右滑动，以免损伤周围的脏器。

（3）穿刺的时候不要用暴力和蛮力，一般不规则骨的骨皮质比较薄，特别是骨质疏松的老年人，确定进针点以后要靠旋转的力量逐渐深入。

Q: 腰穿是如何操作的？

腰椎穿刺流程大致如下：首先，患者要摆好体位，嘱患者左侧卧位，抱膝屈首，使背部呈弓形，充分暴露背部；其次，取髂后上棘与腰椎交点，即第三、第四椎间隙为穿刺点，然后消毒铺巾，局部麻醉；最后取穿刺针，沿穿刺点垂直进针做腰椎穿刺。

腰穿在无菌条件下是安全的，一般没有什么后遗症。但是，患者如果过早抬头、过早活动，会使颅内压降低，短期内会产生头痛；局部会有损伤，但是一般损伤很轻，局部症状也会很快缓解。

Q: 做腰穿需要注意什么？

在做腰穿之前要先了解患者有没有不适合做腰穿的情况，如穿刺局部的皮肤有感染就不能做腰穿，还要了解眼底和瞳孔的情况，有脑疝也不能做腰穿，如果没有腰穿的禁忌证就可以做腰椎穿刺检查。

做完腰穿之后患者要去枕平卧 6 小时，主要是因为腰穿的时候抽取了脑脊液，这会造成颅内压的改变，过早的起床活动会导致头疼、头晕症状。还有，腰穿部位的皮肤进针口要做好护理，3 天之内不要沾水，不要受到污染，以避免穿刺部位感染。腰穿是一种很常用、很安全的医疗检查手段，对于诊断中枢神经系统的疾病及椎管内的疾病具有重要意义，腰穿损伤和不良反应较小，大家不用担心和害怕。

Q: 骨穿或者腰穿的化验报告会包括哪些结果？

骨穿报告：骨髓形态、白血病免疫分型、基因、染色体。

腰穿报告：脑脊液常规、生化检查、细胞学检测、白血病免疫分型。

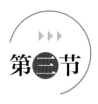

常规治疗

Q: 得了慢性髓细胞性白血病（CML）怎么治疗？

CML 主要的传统治疗方法包括化疗、α干扰素（IFN-α）治疗和异基因造血干细胞移植等。

针对 CML 发病机制中关键靶分子 BCR-ABL 酪氨酸激酶，广泛筛选、研究小分子化合物，设计并合成出新的靶向药物，确定了首个酪氨酸激酶抑制剂 STI571，即甲磺酸伊马替尼，这是首种成功治疗 CML 的靶向药物。

甲磺酸伊马替尼能相对特异地抑制 BCR-ABL 酪氨酸激酶活性，在体外实验中，抑制 CML 细胞增殖，并诱导其凋亡。甲磺酸伊马替尼的问世，彻底地改变了 CML 的治疗模式，开启了 CML 靶向治疗的新时代，显著地提高了患者生存期并提高了患者生活质量。甲磺酸伊马替尼作为一线药物治疗初发 CML 慢性期患者的 10 年生存率为 80%～90%，接近正常人。后续二代、三代酪氨酸激酶抑制剂（TKI）的出现，进一步改善了患者的治疗反应和深度，有效克服了大部分甲磺酸伊马替尼耐药，为甲磺酸伊马替尼不耐受的患者提供了更多选择，使致命的 CML 成为一种可控的慢性疾病。

针对进展期 CML 患者，甲磺酸伊马替尼的推荐初始剂量为 600 mg/d 或 800 mg/d；尼洛替尼推荐初始剂量为每次 400 mg，每天 2 次；达沙替尼推荐初始剂量为每次 70 mg，每天 2 次，或者每次 140 mg，每天 1 次。关于进展期患者的治疗，分为未曾使用过 TKI 的和在 TKI 治疗中由慢性期疾病进展至加速期或急变期的两种。所有急变期患者和未获得最佳治疗反应的加速期患者均应在 TKI 短期治疗获得反应后推荐移植，化疗可用于移植前控制疾病。

Q: 慢性髓细胞性白血病化疗分为几个阶段？

第 1 个阶段称为诱导缓解阶段，这一阶段必须给患者用足够量的化疗药品，以尽快将患者体内的白血病细胞杀灭。达到完全缓解后，患者体内实际上还有一定量的白血病细胞，若不乘胜追击，巩固治疗，它们还可能"死灰复燃"。

第 2 个阶段，称为强化治疗阶段，这一阶段的化疗药给药间隔可以拉长，如第 1 年的白血病患者，每 1 个月给 1 个疗程药，第 2 年可每 2 个月给药 1 次，第 3 年可间隔再延长，如患者能坚持下去，中间不复发，3 年后一般就不要再给药了。但是在这 3 年里，不仅需要医生付出辛勤的劳动，更重要的是需要患者的积极配合。

总的来说，一般在患者初次患病时必须先进行诱导缓解治疗（第一阶段）；达到完全缓解后，根据不同的分型再选择是用骨髓移植，还是用化疗序贯强化作为防止复发的手段（第二阶段）。具体情况要看患者的年龄、疾病类型、有无合适供者及患者的身体素质好坏等，详细问题可进一步咨询专业主管医生。

Q: 慢性髓细胞性白血病（CML）化疗需要多久？

单一药物化疗：首选药物为羟基脲，还可选用白消安、靛玉红或高三尖杉酯碱（HHT）等。前三种药物的缓解率为 70%～80%，但不能消除费城染色体，也不能防止白血病加速和急变。HHT 对晚慢性期患者使用 14 天的 2.5 mg/（m^2/d）的小剂量诱导治疗，然后每月治疗 7 天的方案使所观察的 2/3 的患者［其中 50% 对 α干扰素（IFN-α）耐药］获得血液学缓解，1/3 的患者获得细胞遗传学缓解。对早慢性期的 CML 患者，给予 HHT 6 个周期作为缓解诱导治疗，随后用 IFN-α 作为维持治疗，血液学缓解达 92%，细胞遗传学缓解率达 68%。

Q: 化疗有什么不良反应？

白血病化疗药物的不良反应有以下几个方面。

骨髓抑制：一般化疗引起的骨髓抑制，最先造成白细胞减少，随之是血小板减少，有的也会出现贫血。只要造血干细胞未受到严重影响，这种变化是暂时的，可以恢复。

胃肠道反应：主要表现为食欲缺乏、恶心、呕吐、腹泻，甚至便血。阿糖胞苷是最容易引起恶心、呕吐的抗白血病药。

免疫抑制：化疗对机体的免疫功能有着不同程度的抑制作用，这也是化疗后患者易于感染或感染不易控制的原因之一。

Q: 化疗有什么注意事项？

白血病是血液系统的恶性肿瘤，通常采用化疗的方式来进行治疗。在化疗期间有一些方面是需要注意的。

（1）要注意预防感染。白血病的患者化疗后会出现骨髓抑制，白细胞减少，容易发生感染，所以要勤洗澡，勤换内衣，气候变化的时候及时添加衣物，避免感冒受凉。

（2）要避免剧烈的活动，防止发生创伤。

（3）饮食方面也是需要特别注意的，不要进食过热的食物，也不要进食带刺或带有骨渣的食物，不要进食过于油腻的食物，不利于患者的恢复。可以多吃一些清淡、有营养的食物，也可以多吃一些新鲜蔬菜和水果，多喝水。

（4）要多注意休息，保持充足的睡眠，不要熬夜。

（5）可以进行适当的运动，放松心情，有利于患者的恢复。

白血病放疗具体是怎么做的?

放疗过程类似于 X 光检查，治疗过程中不会形成伤口，而且速度很快，每一次放疗可能耗时 10 分钟左右。患者无须住院，一般只需要每天去一次放疗中心，每周去 5 天，周末休息，使肿瘤组织邻近的正常细胞有时间修复。放疗过程可能会持续 4～5 个星期。

放疗有什么不良反应?

放疗后可出现局部水肿或蜂窝织炎，如血常规允许可服用活血化瘀药物。肺炎是较严重的并发症，临床上不多见。护理上注意吸氧、吸痰，观察呼吸困难情况和有无发绀，静脉滴注大剂量抗生素、皮质类固醇、止咳祛痰药物，4～7 天可逐步吸收好转，约 3 个月后呈肺纤维化改变。放疗之后机体免疫功能低下可引起带状疱疹病毒感染，疼痛剧烈，多见于胸背部肋间神经，护理上注意局部皮肤清洁，勤换内衣，如疱疹溃破要保持局部皮肤干燥，外敷药物加肌肉注射转移因子和应用抗病毒药物，可逐渐好转。

Q: 放疗有什么注意事项？

放疗后应注意：勿用手抓搓；勿穿硬质高领衣服（头颈肿瘤放疗患者）；勿在强烈阳光下暴晒；禁贴胶布或胶膏，禁注射，禁热敷，禁自行乱用药；忌用肥皂或护肤霜洗擦；不搽刺激性或含重金属的药物，如碘酒、汞溴红、万花油等；需要刮胡须或刮毛发的反应区域，使用电动刮刀。

Q: 慢性髓细胞性白血病可以手术治疗吗？

可以。白血病患者通常在诱导缓解以后，巩固 2 ～ 3 个疗程再进行骨髓移植，是比较好的选择。因为白血病患者诱导缓解之后再巩固 2 ～ 3 个疗程，此时体内的白血病肿瘤负荷是最低的状态，有助于提高骨髓移植的成功率。

Q: 治疗慢性髓细胞性白血病还涉及哪些科室？

慢性髓细胞性白血病患者治疗期间会出现药物相关不良反应，需要其他科室的综合治疗，如消化内科、心内科、肝病科、呼吸内科、眼科等。

Q: 慢性髓细胞性白血病患者选择放疗好还是化疗好？

目前慢性髓细胞性白血病主要依靠靶向药物治疗，如果靶向药物不能控制病情，疾病由慢性期进入加速期，甚至是急变期，那么应该选择化疗使得疾病缓解，然后进行巩固治疗。例如，患者伴随髓外浸润且化疗不能控制髓外肿瘤，这个时候可以考虑放疗。

Q: 慢性髓细胞性白血病吃中药有用吗？

白血病患者可以吃中药，但不能完全靠中药来治疗。一般情况下只有急性早幼粒细胞白血病患者可以服用亚砷酸进行治疗，可取得 90% 以上的治愈率。而其他类型的急性白血病需要通过常规的化疗药物来进行诱导治疗，还可进行异基因造血干细胞移植。如果在治疗过程中出现一些不良反应，可以通过中药来调理，这些有助于促进患者恢复。

Q: 中医是如何认识慢性髓细胞性白血病的？

中医认为慢性髓细胞性白血病是由先天禀赋不足；外感邪气；郁怒伤肝，忧思伤脾，气机不畅，脏腑失调，气滞血瘀，瘀证乃生，或痰瘀内停，与邪毒相互搏结久而成症积、瘰疬；饮食失调等引起的。

慢性髓细胞性白血病属于中医"虚劳""血证""积聚"等病范畴。其病因病机为七情劳倦、脏腑失和、正气内伤、邪毒入侵骨髓，是因"瘀""毒""痰"内结骨髓，久则致"虚"，虚主要为气血亏耗、精血虚损，而成虚实兼夹之证，以邪毒为标，本虚为实。

Q: 对于慢性髓细胞性白血病，中医有哪些治疗方式？

治疗宜脾肾双补，方可补正虚以祛邪毒。对于先天之本肾虚的补益中，应特别注意肾气虚、肾阴虚、肾阳虚之不同病情轻重而区别用药，切记不能盲目堆切补肾之品，这样不但不能达到补肾填精的目的，用药不当，可引起阴血更耗。目前市面治疗血液病的诸多中成药，成分固定，多有温燥耗血之品，患者应在医生指导下服用。

扶正是治疗白血病的基础大法，只有本虚的改善，才可谈及正盛祛邪。固护本虚、辨证补益，既改善先天之本肾，又充实后天之本脾，是一切治疗的基础。

临床治疗中发现，通过辨证施治，给予健脾益肾、滋阴降火、软肾散结治疗，对于久病患者，或者化疗患者，确能改善慢性白血病的某些异常指标，也提高了中西医结合治疗慢性白血病的治疗效果和生存质量。

第四节

相关并发症

Q: 慢性髓细胞性白血病的并发症有哪些?

　　慢性髓细胞性白血病的并发症主要有白细胞淤滞症、尿酸性肾病、脾周围炎，以及中枢神经系统并发症，包括脑出血、脑梗死、脑积水等，尤其是脾周围炎最为常见。慢性髓细胞性白血病由于脾脏极度肿大，其表面可发生局限性脾包膜炎，并与周围组织发生粘连，引起腹痛，严重时可刺激腹膜导致广泛剧烈的腹痛，甚至腹肌紧张。

Q: 慢性髓细胞性白血病并发症发生的概率是多少?

　　慢性髓细胞性白血病并发症发生概率不是特别高，但是也需要提高警惕，当出现症状时，需及时就诊明确疾病。

Q: 慢性髓细胞性白血病并发症一般什么时候出现?

　　白细胞淤滞症：当慢性髓细胞性白血病病情发展到一定程度，外周血白细胞增多时，可能会导致血流缓慢形成淤滞，从而导致血管堵塞，身体内的其他器官会因此而发生缺血，使患者出现呼吸困难、头晕、语言不清或中枢神经系统出血等症状。这是一种比较严重的慢性髓细胞性白血病并发症，需要紧急处理等，以免造成更加严重的后果。

尿酸性肾病：由于慢性髓细胞性白血病会造成白细胞大量破坏，再加上化疗使患者的免疫力进一步下降，可能引起血清和尿液当中的尿酸浓度增高。这样一来可能会在肾小管形成结晶从而引发阻塞性肾病。这种疾病会让患者出现少尿、无尿的症状，引起急性肾衰竭。这是慢性髓细胞性白血病并发症当中比较危险的一种。

中枢神经系统白血病：如果病变的血细胞侵犯脑膜及脑实质，就会影响到神经系统从而引发这方面的疾病。这也是慢性髓细胞性白血病的常见并发症，可引起神经性面瘫，以及无法自主控制自己的语言及行为等。白血病治疗过程中需要预防这种疾病，一旦出现需要尽早接受治疗。

以上就是慢性髓细胞性白血病的几个主要并发症。此外，慢性髓细胞性白血病还会引发二尖瓣疾病、动脉炎、脾动脉瘤、骨髓增生性疾病及动脉硬化等并发症，出现脾梗死和内出血等。因此，患者要积极配合医生进行治疗，除了手术之外还要进行化疗、放疗及中医治疗等。

Q: 如何避免慢性髓细胞性白血病并发症的发生？

患者需要增加血常规、生化指标等检查以监测病情；积极治疗，同时大量喝水排尿，适当口服碳酸氢钠及排尿酸的药物，促进有毒物质的排泄，可以适当避免如白细胞淤滞症、尿酸性肾病等并发症的发生。

Q: 慢性髓细胞性白血病并发症能治好吗?

大部分情况下，并发症是可以治好的。

白细胞淤滞主要治疗方法是降细胞治疗，必要时可进行白细胞分离术。

尿酸性肾病可以通过水化、碱化尿液及排尿酸等治疗治愈。

中枢神经系统白血病可进行腰穿加鞘内注射治疗，必要时可以放疗。

第五节

预后及生活护理

Q: 慢性髓细胞性白血病能治好吗？

慢性髓细胞性白血病属于特殊的白血病，如及时使用靶向药物治疗，可帮助患者获得长期生存，甚至治愈；如果拖延就医，则会导致患者的病情加重，甚至面临生命危险。

Q: 慢性髓细胞性白血病的治愈标准是什么？预计生存期多少年？

部分患者可以治愈，当检测不到 *BCR-ABL* 基因时，即为治愈。

该病对寿命有一定的影响，但是目前靶向药物治疗已经显著延长了患者生存期，10 年总生存率已超过 90%。

Q: 骨髓移植后慢性髓细胞性白血病（CML）还会复发吗？

目前认为异基因造血干细胞移植是彻底治愈 CML 的唯一手段，对于 < 50 岁且有合适供者的 CML 患者应尽早（发病 1 年内）行造血干细胞移植。供者可为人类白细胞抗原配型相合的同胞或非血缘供者。异基因造血干细胞移植根据供者造血干细胞来源

可分为骨髓造血干细胞移植及外周血造血干细胞移植。CML 第一次慢性期采用异基因造血干细胞移植的治愈率为 60% ～ 70%。但是骨髓移植后有一定的复发比例，需要根据移植前的疾病状态来判断。

Q: 得了慢性髓细胞性白血病能做运动吗？

如果血常规允许 [至少白细胞为（4 ～ 10）× 10^9/L，血红蛋白 > 100 g/L，血小板 > 100 × 10^9/L]，可以适当运动。

但是，要避免剧烈运动，一方面考虑血常规方面的安全性，另一方面患者服用酪氨酸激酶抑制剂（TKI）药物会有一定的不良反应，如胸闷、高血压等，需要根据自身情况并征询医生的意见，适当运动。

Q: 哪些信号预示着慢性髓细胞性白血病加重？

新出现一些症状，如腹胀、早饱、乏力、牙龈增生、皮肤软组织下出现新的包块，血常规中白细胞、血红蛋白、血小板发生了比较大的变化，提示病情加重。

Q: 得了慢性髓细胞性白血病有什么忌口吗？

所有疾病都是三分治七分养，白血病也是这样，想尽快恢复身体必须要有一个合理的膳食，给自己的身体提供充分的营养。哪些东西白血病患者不能吃呢？列举如下。

白血病患者都须忌生冷、油滑、腥腻、煎炸食物以及不易消化的食物，如冷水、凉菜、生菜、杏、油煎油炸的肉类、腊肉、鱼干、年糕等。

另外，白血病患者都须忌暴饮暴食，忌酗酒、嗜食。

同时患有糖尿病的患者忌食糖、浓茶和咖啡。

Q: 患者日常生活中需要注意什么？

注意预防感染：因为患者免疫力较低，发生感染的概率高于正常人。如果遇到天气变化，要及时添加衣物，不要到人流量多的地方活动，不要和患有上呼吸道感染的人群密切接触。

注意预防出血：使用软毛的牙刷刷牙，不要用手抠鼻子，天气干燥的时候要多喝水，不要进行剧烈活动。

注意饮食：多吃有营养、富含优质蛋白质的食物，多吃新鲜的蔬菜和水果，不要吃辛辣刺激性食物，也不要吃质地比较硬、比较粗糙、不好消化的食物。

注意定期到医院进行复诊：肝功能、肾功能、血常规、骨髓穿刺等检查都是需要复查的项目。

Q: 患者出院后，如何安排复诊随访计划？

酪氨酸激酶抑制剂（TKI）用于一线治疗时，应分别在第 3 个月、第 6 个月、第 9 个月、第 12 个月监测血液学、细胞遗传学和分子学反应，根据病情评估情况安排诊疗计划。

Q: 患者确诊后，家属有哪些注意事项？

慢性髓细胞性白血病是一种慢性疾病，目前靶向药物可以使患者获得长期生存。因此家属需要在精神和心理上鼓励患者建立信心。

　　生活上需要提醒患者合理饮食补充营养；日常注意预防感染，避免从事重体力劳动。

　　治疗过程中需要督促患者遵医嘱，按时用药，规律监测。

Q: 如何帮助终末期患者提升生活质量？

　　尽量通过更换药物控制病情，减少并发症，预防感染的发生，减少输血等；同时需要家人的关爱和鼓励；在饮食方面尽可能保证充足的营养。

▶▶▶ 第三章

造血干细胞移植

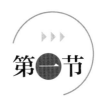

第一节

快速了解造血干细胞移植

Q: 什么是骨髓?

　　骨髓,分布于人体的许多骨骼内,由多种类型的细胞和网状结缔组织组成。骨髓为胚胎发育后期和出生后的主要造血组织,可产生红细胞、粒细胞、单核细胞、淋巴细胞和血小板等,故骨髓细胞包括各种血细胞系不同发育阶段的细胞,成分较复杂。根据其结构不同,分为红骨髓和黄骨髓。红骨髓是人体的造血组织。黄骨髓是脂肪化的骨髓,不参与造血,但保留造血潜能。骨髓具有造血、免疫和防御机能。

Q: 什么是造血干细胞移植?

　　造血干细胞是一种具有高度自我更新和自我复制能力且可以分化发育成各种类型血细胞的一种细胞。造血干细胞移植是将健康供者的造血干细胞通过静脉输注给患者,重建患者的造血及免疫功能,从而治疗一系列疾病的治疗方法。造血干细胞移植需患者预先以全身照射、化疗和免疫抑制剂治疗进行预处理,再将同种异体或者自身的造血干细胞经外周血管输注,造血干细胞归巢至骨髓后,进一步自我更新、增殖和分化,最终成为具有各种成熟功能的血细胞。

骨髓移植是造血干细胞移植的一种类型，是指造血干细胞来源于健康供者的骨髓血。

Q: 造血干细胞移植的分类?

根据造血干细胞来源分为骨髓、外周血和脐带血造血干细胞移植。

根据供受者关系分为自体造血干细胞移植（干细胞来源于自身）、同基因造血干细胞移植（干细胞来源于单卵双生的供者）及异基因造血干细胞移植（干细胞来源于同胞、父母、子女、旁系或者非血缘供者）。

根据供受者之间人类白细胞抗原（HLA）配型结果分为HLA 相合同胞供者造血干细胞移植、HLA 相合非血缘供者造血干细胞移植、HLA 不相合 / 半相合血缘供者造血干细胞移植。

Q: 什么是自体造血干细胞移植?

自体造血干细胞移植是先将患者自身的造血干细胞（来自骨髓或者外周血）采集后冷冻保存，在患者接受大剂量放化疗后再回输给患者以重建造血。自体造血干细胞移植克服了放化疗引起的血液毒性，使患者可耐受的治疗剂量大大提高，和异基因造血干细胞移植相比，几乎不会发生排异反应，移植相关并发症较轻微。

Q: 造血干细胞移植是手术吗?

造血干细胞移植可以理解为手术的一种，是患者在接受大剂量化疗或放疗彻底摧毁患者原有的造血及免疫系统后，再植入健康的造血干细胞 / 骨髓细胞的过程。

Q: 造血干细胞移植属于器官移植吗?

造血干细胞属于人体组织，不是器官。造血干细胞移植与器官的移植并不完全一致，常规所说的造血干细胞移植，实际是采集供者的造血干细胞，而器官移植主要是采集供者的实质性器官，如肺、心脏、肝。此外，器官移植到体内之后，主要是宿主排异移植进来的器官，而造血干细胞移植恰相反，主要是移植物抗宿主。

所以，造血干细胞移植大方向上也可以叫作器官移植，但是与实质性器官移植又有很大区别。

Q: 造血干细胞移植大概需要花多少钱?

选择的移植方法不同，移植的花费也不尽相同。自体造血干细胞移植，首次住院费用为 10 万～ 15 万元；人类白细胞抗原（HLA）全相合的同胞造血干细胞移植，首次住院费用为 20 万～ 30 万元；HLA 不相合的血缘关系移植和非血缘关系移植，首次住院费用为 40 万～ 45 万元；脐带血移植，费用为 30 万～ 35 万元。此外，不同患者所患的疾病不同，药物应用的种类不同、剂量不同，移植后并发症不同等，所需的费用也不尽相同。因此，每位接受造血干细胞移植的患者花销各异。具体移植的费用可以咨询打算入住的移植中心医生。

第二节

造血干细胞移植的过程

Q: **哪些疾病的治疗需要进行造血干细胞移植？**

造血干细胞移植可以治疗多种血液系统良、恶性疾病及其他疾病，具体如下：急性髓细胞性白血病、急性淋巴细胞白血病、慢性髓细胞性白血病、慢性淋巴细胞白血病、骨髓增生异常综合征、骨髓增殖性疾病、浆细胞疾病（如多发性骨髓瘤、浆细胞白血病）、淋巴瘤、某些实体瘤、重型再生障碍性贫血、地中海贫血、原发性免疫缺陷、先天性无巨核细胞血小板减少症、遗传性代谢异常（黏多糖贮积症、各种脂类沉积病）及自身免疫性疾病等。由于各种疾病都有其进行造血干细胞移植的适应证和时机，且患者既可以选择自体造血干细胞移植治疗，又可以选择异基因造血干细胞移植治疗。因此，建议需要行造血干细胞移植的患者到有丰富治疗经验的造血干细胞移植中心就诊，向就诊医生详细陈述病情，以利于移植医生在了解具体病情后，权衡利弊，帮助患者做出正确的选择。

Q: **造血干细胞移植前，患者需要做什么准备？**

首先，患者需要做好三方面的准备工作：①需要与家人和朋友共同商量是否接受造血干细胞移植；②需要坚持日常锻炼，保持健康的饮食习惯；③选择经验丰富、信誉良好的移植中心。

其次，在移植前患者还需要按照医生的嘱托进行全身各器官的功能检查，以保证造血干细胞移植顺利进行。例如，口腔科会诊等，要彻底检查口腔情况，去除残牙，治疗龋齿和原有的口腔黏膜炎，起到提前预防口腔黏膜炎的作用。

最后，在进入无菌层流病房前一天将头发剃光，因为在接受化疗后患者会有严重的脱发现象，毛发脱落在床上，患者会有不舒服的感觉，且床单不易清理。

Q: 造血干细胞移植之前，患者需要做哪些化验和检查？

造血干细胞移植是一项充满挑战的系统性工程，目前该技术已经相对成熟，但过程中依然有一定的风险。此外，在移植过程中及移植后患者会面临很大的心理挑战。因此，为确保患者在移植中能有最大的获益，承担最小的风险，移植前需要做全面的评估，以确定患者符合移植适应证，排除移植的禁忌证等，同时对医生选择合适的预处理方案、制订适宜的移植计划有指导作用。这些检查项目会在移植前 30 天内进行，但有些检查如骨髓检查要求在移植前 2 周内进行以更好地判断患者的疾病状态。女性是否怀孕的 β-HCG 检测通常要求在 1 周内进行。具体内容及检查目的如下。

（1）复核人类白细胞抗原（HLA）配型：完善群体反应性抗体检查，以选择合适的供者。

（2）全面的血液及尿便检查：包括血常规、肝肾功能、凝血功能、尿液常规、粪便常规及潜血以评价患者脏器储备功能。

（3）感染相关检查：肝炎病毒检查（乙肝、丙肝、甲肝、戊肝）、梅毒血清学检测、HIV（人类免疫缺陷病毒，即艾滋病病毒）检查、巨细胞病毒（CMV）及 EB 病毒（EBV）血清学检查，评价患者目前是否合并感染及既往感染情况。

（4）骨髓检查：包括骨髓形态、免疫分型、基因及染色体，评估原发病疾病状态。

（5）影像学检查：胸部 CT、头颅 MRI、腹部 B 超、超声心动图及肺功能检查，评价是否合并感染、出血或者肿瘤等情况，评估各脏器功能状况。

（6）多学科会诊：眼科、耳鼻喉科、口腔科、肛肠科及妇科评估是否有相关部位疾病、是否需要治疗及对移植的影响；心理科评估患者目前是否合并精神方面的问题，在面对困难时给予患者心理疏导和精神支持；如果有生育需求的患者需要咨询生殖中心。

Ｑ 血型不同可以捐献造血干细胞吗？

供受者之间 ABO 血型不合不是造血干细胞移植的禁忌证，但必须进行处理，避免发生溶血，以确保移植安全。以下内容对于患者及其家人了解如何解决移植过程中存在的 ABO 血型不合问题而言，会有很大的帮助。

ABO 血型不合分为三种情况：① ABO 血型大不合，即供者含有受者不具有的 ABO 血型抗原，如 A 型或 B 型血供者给 O 型血受者捐献造血干细胞；② ABO 血型小不合，即供者含有受者不具有的 ABO 血型抗体，如 O 型血供者给 A 型或 B 型血受者捐献造血干细胞；③既有 ABO 血型大不合，又有 ABO 血型小不合，如 A 型或 B 型血供者给 B 型或 A 型血受者捐献造血干细胞。

ABO 血型不合的处理主要是对供者骨髓进行体外处理。当供受者之间存在 ABO 血型大不合时，处理原则是利用羟乙基淀粉或血细胞分离机等体外去除骨髓中的红细胞（去除 95% 以上），干细胞的回收率达 60% ～ 70%。

当供受者之间存在血型小不合时，是否处理取决于供者 ABO 血型抗体滴度，一般认为若体内抗体滴度大于 50% 可发生 ABO 血型不合溶血。若供者体内抗体滴度大于 1 ∶ 256，需体外去除血浆；若低于 1 ∶ 256 则不需要进行处理。

由此可见，供受者之间 ABO 血型不合并不完全影响造血干细胞移植。

Q: 必须要直系亲属才可以捐献造血干细胞吗?

近年来，单倍体相合造血干细胞移植在全世界范围内的广泛开展，使得几乎所有的患者都可能找到单倍体相合的造血干细胞供者。因为单倍体相合供者可以从父母、子女、兄弟姐妹、叔叔 / 舅舅、姑姑 / 姨妈及表兄弟姐妹等有血缘关系的人群中寻找。

以父母、子女为例，在单倍体相合造血干细胞移植获得成功前，父母、子女都不可能为患者提供造血干细胞，随着单倍体相合造血干细胞移植的成功实施和良好疗效的取得，这一现状发生了根本性的转变，单倍体相合移植在全球范围内的广泛开展，使得父母和子女相互提供造血干细胞的可能性由过去的 0 提升至 100%。

再以兄弟姐妹为例，单倍体相合造血干细胞移植的成功使兄弟姐妹为患者提供造血干细胞的概率由 25% ～ 30% 提高到了 75%。

人人都有父母，绝大多数人都有子女。因此，可以说单倍体相合造血干细胞移植的成功彻底解决了造血干细胞移植供者来源缺乏问题，使所有急需移植的患者都可以找到供者。

Q: 造血干细胞捐献者需要做哪些检查?

首先，捐献造血干细胞是不会影响健康的。人体内的造血干细胞具有很强的再生能力。正常情况下，人体各种细胞每天都在不断新陈代谢，进行着生成、衰老、死亡的循环往复。失血或捐献造血干细胞后，可刺激骨髓加速造血，1～2周内血液中的各种血细胞即可恢复到原来水平。

捐献者需要在捐献造血干细胞前3个月内对身体状况进行全面评估，除外血液系统疾病，还需要评估是否可以耐受麻醉、骨髓采集和干细胞动员剂，以及是否有心脏、肺、肝和肾等方面的其他疾病。具体检查内容如下。

（1）复核人类白细胞抗原（HLA）配型，以选择合适的捐献者。

（2）全面的血液及尿便检查：包括血常规、肝肾功能、凝血功能、尿液常规、粪便常规及潜血，以评价捐献者脏器储备功能；女性育龄期捐献者在捐献干细胞前需做妊娠检查。

（3）感染相关检查：肝炎病毒检查（乙肝、丙肝、甲肝、戊肝）、梅毒血清学检查、HIV检查、CMV及EBV血清学检查，评价捐献者目前是否合并感染及既往感染情况。

（4）影像学检查：胸部CT、心电图、腹部B超。

（5）必要时完善骨穿检查。

经过详细的病史询问及以上检查评估，来评定捐献者是否可以捐献。

Q: 有哪些疾病不可以捐献造血干细胞？

捐献干细胞的禁忌证：HIV 阳性的人，精神系统疾病没有得到很好控制、没有行为能力的人。

如有以下情况也暂不能捐献干细胞：患有结核病的人在结核病控制前，患有乙肝的人在 HBV-DNA 转阴前，孕妇，有心脑血管疾病及有血栓病史者，有其他传染性疾病者。

Q: 捐献造血干细胞的流程是什么？

捐献造血干细胞与献血一样，对身体没有危害。当有患者与捐献者 HLA 配型一致需要其捐赠时，中国造血干细胞捐献者资料库管理中心会通过分库的同志再一次征询捐献者的意愿。如果捐献者愿意捐献，接下来就要做一次高分辨的血检，以确定配型确实无误。高分辨相合后将做一次全面的体检，这是为了捐献者和患者双方的安全。具体内容如下。

（1）内科检查包括血压、皮肤检查、淋巴结检查、心肺听诊、甲状腺检查。

（2）辅助检查包括胸片、心电图、腹部 B 超。

（3）血液检查包括血常规、血型、乙肝五项、甲肝抗体、丙肝抗体、巨细胞病毒抗体（IgG、IgM）、血糖、肾功能、肝功能、人类免疫缺陷病毒抗体（酶标法）、梅毒螺旋体抗体。

全部通过后将确定移植的时间并注射造血干细胞动员剂，在移植前 4～5 天捐献者将入住采集医院，每天注射一针或者两针细胞集落刺激因子（总剂量是一定的），主要是为了让捐献者体内的造血干细胞被充分地动员起来（动员剂作用：促进造血干细胞大量生长并释放到外周血中）。采集造血干细胞的方法：从捐献者的手臂静脉处把血液引流到血液分离机中，对造血干细胞进行富集，其余的血液成分全部回输给捐献者，整个过程需要 3～4 小时，然后捐献者就可以休息了。

一般根据患者的体重及捐献者第一次采集所获得的造血干细胞数目来确定捐献者需要进行一次还是两次采集，假如患者是小孩，有时一次就可以满足患者的需要。每次采集 50～200 mL 的造血干细胞混悬液。采集好后要在 24 小时之内输入患者体内。对每位捐献者均进行长期的随访，以保障捐献者的健康，并建立我们自己的捐献者临床资料库。在捐献者进行造血干细胞捐献的 6 个月内安排相应的血常规检查及全面体检。

Q: 造血干细胞移植的流程是什么？

造血干细胞移植全过程包括移植前在门诊的准备阶段；在无菌层流病房内接受预处理放疗 / 化疗和造血干细胞输注，以及造血功能重新建立阶段；转入普通病房后进行移植相关并发症的预防和治疗阶段；出院后在门诊的治疗、随访及免疫功能恢复阶段等。其具体内容如图 3-1 所示。

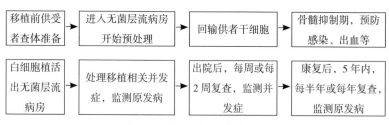

图 3-1　造血干细胞移植流程

Q: 造血干细胞移植捐献是抽血还是抽骨髓?

选择骨髓造血干细胞移植还是外周血造血干细胞移植是一个颇具争议的话题。与骨髓造血干细胞移植相比,外周血造血干细胞移植具有以下优点。

(1)移植后造血和免疫功能重建快,移植的费用/效益比优于骨髓。

(2)外周血造血干细胞采集对供者来说更安全。

(3)对于自体骨髓移植而言,自体造血干细胞移植时采用外周血造血干细胞,可以使采集物受到肿瘤细胞/白血病细胞污染的机会更小。

(4)外周血造血干细胞移植具有更强的抗白血病效应。

然而,外周血造血干细胞移植也存在一些缺点:①移植后Ⅲ~Ⅳ级急性移植物抗宿主病的发生率高于骨髓移植;②慢性移植物抗宿主病的发生率也高于骨髓移植。

因此,如果患者所患的疾病移植后复发的危险性不大,那么建议选择骨髓造血干细胞移植;如果患者所患的疾病移植后复发的危险性很大,建议选择外周血造血干细胞移植。当然,我们还需要更多的临床研究去证实到底哪种造血干细胞来源更好。

要想正确选择造血干细胞来源,一定要咨询有丰富经验的移植医生。

Q: 造血干细胞移植全相合是什么?

造血干细胞移植按供者来源可以分为血缘人类白细胞抗原(HLA)全相合、非血缘HLA全相合、血缘/非血缘HLA不相合。

造血干细胞移植全相合指的是供者及受者两者 HLA10 个位点完全匹配，包括血缘（同胞）全相合及非血缘全相合。

Q: 造血干细胞移植出仓是什么意思？

在异基因造血干细胞移植过程中，当供者的正常造血干细胞回输到患者体内后，这些干细胞沿着血液循环到患者的骨髓定居，并发育、分化形成白细胞、红细胞、血小板等功能细胞。当患者的造血功能恢复或白细胞植入（也就是常说的白细胞植活）后即可出无菌层流病房，转入普通病房继续治疗或出院后在门诊随访治疗。所谓"出仓"就是出无菌层流病房。对于正在接受异基因造血干细胞移植的患者，造血功能恢复出无菌层流病房是移植获得成功的第一步，也是非常关键的一步。但是在此之后，仍然要面对包括细菌、病毒、真菌等各种感染、移植物抗宿主病、淋巴增生性疾病、免疫功能恢复差、原发病复发等诸多问题，需要患者逐一克服，才能获得造血干细胞移植最终的成功。

Q: 造血干细胞移植前后的注意事项有哪些？

患者在造血干细胞移植前，需要注意避免感染，适当锻炼，恢复体能；在造血干细胞移植过程中及移植后，需要注意遵医嘱服用药物，做好口腔、肛周等部位的护理，避免感染，精细饮食，适当锻炼。

供者在造血干细胞移植前，需要减少外出，防止意外情况发生，保证充足睡眠，精细饮食，预防感冒等；在采集过程中，需要适当饮水，避免饮食油腻，避免饮酒及吸烟；采集当天要吃饱，着宽松衣服；采集后要注意保持穿刺点干燥，选择高蛋白、高热量、高维生素的食物，注意休息，避免劳累，如有不适，及时就诊。

Q: 患者什么情况下进行造血干细胞移植最好？

患者所患的疾病不同，选择的造血干细胞移植方式就不同，造血干细胞移植时机也可能与其他患者不同。

1. 异基因造血干细胞移植

（1）急性白血病：成人中、高危组急性白血病和儿童高危组急性淋巴细胞白血病争取在第一次完全缓解期进行造血干细胞移植；此外，成人低危组急性髓细胞性白血病诱导缓解或巩固治疗后微小残留病变阳性的患者，也可在第一次完全缓解期进行移植；成人低危组急性髓细胞性白血病、儿童标危组急性淋巴细胞白血病可以选择在第二次完全缓解期进行造血干细胞移植；复发性急性早幼粒细胞白血病第二次缓解且微小残留病变持续阳性者，亦可以考虑异基因造血干细胞移植。

（2）慢性髓细胞性白血病：慢性期患者出现酪氨酸激酶抑制剂治疗失败或不耐受，且具有合适供者时可选择造血干细胞移植；有合适供者的加速期慢性髓细胞性白血病患者建议接受造血干细胞移植；急变期慢性髓细胞性白血病患者，建议通过酪氨酸激酶抑制剂治疗，达到第二次慢性期后再进行造血干细胞移植。

（3）骨髓增生异常综合征：根据国际预后积分系统标准定义的中危Ⅱ及高危患者，推荐接受造血干细胞移植；而低危、中危Ⅰ患者依赖输注血液制品作为支持治疗的，也可以考虑进行造血干细胞移植。

（4）非恶性血液系统疾病：包括重型再生障碍性贫血、范科尼贫血、重型珠蛋白生成障碍性贫血、重型联合免疫缺陷病等，要求患者在没有活动性感染时进行造血干细胞移植。此外，对于重型再生障碍性贫血患者，年龄小于 50 岁的，如果有人类白细胞抗原（HLA）全相合同胞供者，建议尽早采用造血干细胞移植；年龄大于 50 岁的患者，由于移植相关并发症发病率高，建议在抗胸腺细胞球蛋白治疗无效后再采用造血干细胞移植。

2. 自体造血干细胞移植

（1）非霍奇金淋巴瘤：高危非霍奇金淋巴瘤化疗达到完全缓解，并经过适当强化治疗后再联合自体造血干细胞移植作为巩固治疗，可明显提高患者的生存率。非霍奇金淋巴瘤复发且对放疗 / 化疗敏感者，也可首选自体造血干细胞移植作为挽救治疗。

（2）霍奇金淋巴瘤：高危型霍奇金淋巴瘤首次完全缓解、难治复发霍奇金淋巴瘤、对于化疗敏感的患者建议接受自体造血干细胞移植。

（3）多发性骨髓瘤：一般推荐年龄 < 65 岁、初治多发性骨髓瘤患者，经过 4 ～ 6 个疗程化疗后，采用自体造血干细胞移植作为巩固治疗。

（4）非造血系统恶性肿瘤：神经母细胞瘤、卵巢癌、睾丸癌、尤文肉瘤等，经化疗或放疗达到缓解后，可采用自体造血干细胞移植作为巩固治疗。

（5）难治性自身免疫系统疾病，包括多发性硬化、系统性硬化、系统性红斑狼疮、特发性血小板减少性紫癜等，常规治疗效果不佳的患者可采用自体造血干细胞移植作为挽救治疗。

随着靶向药物、单克隆抗体及嵌合抗原受体 T 细胞免疫疗法等治疗技术的不断涌现，造血干细胞移植适应证和移植最佳时机可能会发生相应的改变。因此，除以上可供参考的信息以外，建议患者及时咨询移植专科医生，以便帮助患者确定所患疾病是否需要移植及进行移植的最佳时机。

Q: 造血干细胞移植要移植多少才够？

供者造血干细胞在患者体内重建正常的造血和免疫功能，不仅需要供者捐献的造血干细胞具有良好的质量，还需要一定的数量。目前国内外比较公认的标准是要保证供者造血干细胞在受者体内植入所需的 $CD34^+$ 细胞的最低数量为 $2 \times 10^6/kg$。根据这一要求，健康供者一次捐献外周血造血干细胞约为 300 mL，或者捐献骨髓约为 1 000 mL，可满足移植患者的临床需要。

Q: 造血干细胞移植可能需要哪些科室共同参与？

造血干细胞移植是一个全身性治疗，涉及很多器官及系统的疾病，因此移植后可能需要很多科室协助诊断及治疗，可能涉及的科室有呼吸科、消化科、眼科、神经内科等。

Q: 造血干细胞移植的过程中，患者会感到痛苦吗？

造血干细胞移植是一个长期的治疗过程，在预处理期间患者可能会出现发热、腹泻、疼痛、恶心、呕吐及腹泻等不适。在移植后骨髓抑制期间可能合并感染、贫血及出血等情况，还可能会合并尿频、尿急、尿痛、血尿、腹痛、腹泻、胸闷、憋气等不适。因此在整个移植过程中患者可能会经历各种不适。

Q: 造血干细胞移植成功率高吗?

不同类型的疾病及接受移植类型的不同,其效果不尽相同。

(1)急性髓细胞性白血病:急性髓细胞性白血病患者,尤其是有预后不良因素的患者,在第一次完全缓解期应该考虑行人类白细胞抗原(HLA)相合同胞造血干细胞移植。欧洲骨髓移植登记处的资料显示,其长期无病生存率为55% ~ 60%。北京大学人民医院血液科暨北京大学血液病研究所(下文简称北京大学血液病研究所)资料显示,急性髓细胞性白血病患者单倍体相合造血干细胞移植后无病生存率达到68%,取得了与HLA相合同胞造血干细胞移植和无关供者造血干细胞移植相当的疗效,从而为需要移植的急性髓细胞性白血病患者提供了多种供者来源。

(2)急性淋巴细胞白血病:虽然化疗可以使接近80%的儿童患者获得长期生存,但是成人急性淋巴细胞白血病患者化疗的长期生存率显著低于儿童,因此成人急性淋巴细胞白血病患者在诱导化疗获得缓解后推荐进行异基因造血干细胞移植。国际骨髓移植登记处的资料显示,其长期生存率约为50%,北京大学血液病研究所资料统计结果显示其5年无病生存率为53.4%。但是,在疾病未得到完全缓解时进行移植,疗效明显下降,长期生存率为15% ~ 18.3%。

(3)骨髓增生性异常综合征:HLA相合同胞造血干细胞移植治疗骨髓增生异常综合征可以使30% ~ 50%的患者获得长期生存。

欧洲骨髓移植登记处的资料显示，其长期生存率为 29% ～ 40%。按照国际预后评分系统标准将骨髓增生异常综合征患者进行分层分析，低危组患者生存率为 47% ～ 51%，高危组为 6% ～ 31%。北京大学血液病研究所资料统计显示 HLA 相合同胞造血干细胞移植 5 年无病生存率达到 61.4%，在该中心，单倍体相合造血干细胞移植与 HLA 相合同胞造血干细胞移植的疗效相当。

（4）原发性骨髓纤维化：原发性骨髓纤维化是造血干细胞的克隆性疾病，与慢性髓细胞性白血病、真性红细胞增多症、原发性血小板增多症并列，都属于骨髓增生性肿瘤。异基因造血干细胞移植是目前能够治愈骨髓纤维化的唯一方法。近期多数研究报道原发性骨髓纤维化移植后 3 年内的生存率大约在 45% ～ 50%，移植的疗效与危险分层、移植预处理方案、干细胞来源密切相关。

（5）慢性粒—单核细胞白血病：慢性粒—单核细胞白血病是血液系统的恶性肿瘤，兼有骨髓异常增生和骨髓增殖的特点，属于骨髓增生异常综合征/骨髓增殖性疾病的一个特殊类型。异基因造血干细胞移植是目前能够治愈慢性粒—单核细胞白血病的唯一方法。资料显示慢性粒—单核细胞白血病患者进行 HLA 全相合异基因造血干细胞移植后的 4 年总体生存率和无病生存率分别是 33% 和 27%。北京大学血液病研究所单倍体移植治疗慢性粒—单核细胞白血病的 3 年总体生存率和无病生存率分别是 64% 和 57%。

（6）再生障碍于性贫血：目前，再生障碍性贫血的治疗方法主要包括联合免疫抑制剂治疗和异基因造血干细胞移植治疗。HLA 相合同胞异基因造血干细胞移植治疗重型再生障碍性贫血的长期存活率已经提高到 80% ～ 90%。单倍体相合异基因造血干细胞移植治疗重型再生障碍性贫血的长期存活率不低于同胞全相合移植，预期 8 年总体生存率为 83.7%。

Q: 如何判断造血干细胞移植是否成功？

造血干细胞移植成功需要通过以下几个方面一起来判断。

（1）造血重建：也就是白细胞植活，这是移植成功的第一步，但是稳定的造血重建还包括血红蛋白及血小板恢复正常。

（2）供受者嵌合状态：也就是植入的细胞均来自于供者，主要通过 DNA 指纹图来鉴定。

（3）免疫重建：移植后免疫重建需要数月甚至数年，部分患者甚至需要 10 余年的时间才能完全恢复到健康人水平，而且不同免疫细胞亚群的恢复时间也不一样。例如，自然杀伤细胞和单核细胞在移植后 30 天可恢复到健康供者水平；初始和记忆 CD8$^+$T 细胞在移植后 60 ～ 90 天可恢复到健康供者水平；初始和记忆 CD4$^+$T 及树突状细胞要在移植 1 年后才能逐渐恢复到健康供者水平。免疫功能的恢复情况是患者能否恢复正常工作、学习和生活的重要依据之一。

（4）原发病稳定：通过骨穿检查评估原发病没有复发。

（5）没有严重的并发症。

在患者同时满足以上几个方面的时候表示移植成功了。对于恶性血液病患者而言，需要更长时间的原发病监测才能说移植成功。

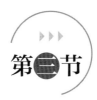

第二节

造血干细胞移植后的调护

Q: 患者造血干细胞移植后，家属应该如何护理？

饮食卫生方面：在整个造血干细胞移植过程中应遵循新鲜、卫生、干净的饮食原则。注意蔬菜、水果、肉类、海产品要洗净做熟。饮食应清淡、少渣、易消化和少刺激性，应避免油腻、粗糙和带刺的食物，以免损伤口腔和消化道黏膜。做饭前一定要用七步洗手法洗净双手，保持菜板及菜刀的清洁。每次做饭后需要整理、清洁厨房的操作台，保持操作台的清洁。操作台应定期用洗涤剂彻底清洗，切菜板用清水清洗、冲净、晾干后使用。

心理方面：鼓励患者在接受造血干细胞移植期间保持阳光的心态，这样能更好地处理面临的问题，同时要坚信能够战胜疾病，并能在医护人员的帮助下解决化疗或移植后带来的恶心、胃部不适、乏力、咽喉肿痛、发热、腹泻等问题。

Q: 患者造血干细胞移植后，吃什么可以帮助康复？

造血干细胞移植术后由于免疫功能低下，不适当的饮食可能会造成患者出现腹泻等并发症，重者可以危及生命。因此，造血干细胞移植后饮食应该遵循特定的原则，不能随意进行。造血干细胞移植后的饮食建议如下。

（1）饮食上应当以清淡、少油和营养均衡为佳。通过炖、煮、蒸等方式充分加热食物，使食物中的营养更容易被患者吸收，并且减少消化道感染的概率。

（2）长期服用激素的患者容易发生消化性溃疡和骨质疏松，需要补充钙质。因此，在饮食中可以添加牛奶、瘦肉、豆制品、鱼类、蛋类等含钙量高的食物。

（3）在患者胃肠功能恢复后，可以适当增加新鲜蔬菜和水果，以补充膳食纤维和维生素，增加机体免疫力，但是每次量不宜多，少量多餐为好。

（4）造血干细胞移植术后，患者身体虚弱，蛋白质消耗多，可以多选用一些优质、消化与吸收率高的动物性蛋白和豆制品，如禽蛋、乳类、鱼、虾、瘦肉、豆腐等，以补充机体对蛋白质的需求。

Q: 造血干细胞移植的患者出院前，家里应该做什么准备？

家中应保持清洁，保持室内空气新鲜，每日早晚开窗通风各30分钟。按照先通风后擦拭的原则进行房间消毒，以减少空气中的尘埃，进而减少细菌的繁殖。

建议移植回家后前3个月每天用含氯消毒液擦拭房间一次，移植后第4个月开始用清水擦拭即可。清洁建议使用抹布（抹布需每日晒干）或纸巾，不建议使用鸡毛掸清除灰尘。

Q: 患者出院后多久可以工作？

造血干细胞移植是一项复杂的系统工程。在造血干细胞移植后早期，患者可能血常规三系偏低，免疫功能也未恢复正常，此时暂不建议患者恢复工作。随着移植后时间的延长，患者造血及免疫功能逐渐恢复，当各项化验指标达到或接近正常标准时，可以逐渐恢复正常工作和体力劳动。

Q: 患者出院后，应该如何安排复诊方案?

移植后 3 个月内，需要每周做 2 次化验，每周门诊复诊 2 次。

移植后 3 ～ 6 个月，每周做 1 次化验，每周门诊复诊 1 次。

移植后 7 ～ 12 个月，至少每月需要做 1 次化验，门诊复诊 1 次。

移植后 1 年后，每半年需要门诊复诊 1 次。

移植后 3 年后，每年复诊 1 次，此频率复诊至移植后 5 年。

在复诊期间，如果有新发情况，主治医师会根据患者情况安排后续复诊时间。

Q: 捐献造血干细胞对人体有危害吗?

造血干细胞可不断自我更新及定向分化为各种具有功能的造血细胞和免疫细胞。因此，健康供者在捐献骨髓或外周血造血干细胞后，可通过造血干细胞的定向分化功能不断补充人体损失的血细胞。况且，干细胞采集物中 90% 以上为各类成熟的血细胞，真正意义上的造血干细胞含量极少，多数为造血前体细胞。随着造血干细胞不断自我更新，人体的造血干细胞数量是不会减少的，并且也不会损害健康供者的正常造血功能。

Q: 造血干细胞移植会影响女性生育能力吗?

造血干细胞移植预处理过程中的超大剂量放疗/化疗会影响移植后女性患者的性腺组织及下丘脑、垂体的激素分泌,导致雌激素水平紊乱,从而引起绝经和不育。造血干细胞移植对女性生育能力的影响,可表现为提前闭经。闭经的早期症状是一过性体温升高、阴道干涩、易怒及性格多变等。但不是所有的女性都会出现闭经,少数女性移植后卵巢重新获得功能,在某些情况下仍然有可能怀孕并生出健康的婴儿。

Q: 造血干细胞移植前后,需要静养或做运动吗?

有研究显示,移植前体能状态差的患者移植后生存率低,故移植前体能差的患者需要通过适当的运动等方式恢复体能。造血干细胞移植后患者前期多需要静养,因为经历了大剂量的放疗/化疗,且患者移植后早期血常规三系差,需要在无菌层流病房卧床约4周。此外,在移植过程中会用到糖皮质激素等药物预防和控制排异的发生,这些因素会导致患者体能状态下降、肌肉量减少、肺功能变差等,会严重影响患者的生活及预后。

临床经验表明,有氧运动、抗阻训练及放松拉伸等训练可以明显改善患者的体能、心理等,还可以改善患者的心肺功能,降低患者出现乏力等不适的概率,有利于促进患者移植后身体及精神上的康复。因此,我们鼓励患者移植前后都应当根据自己的体能状态去做适当的运动来促进恢复,不建议完全卧床,也不建议剧烈运动。

Q: 造血干细胞移植后为什么要求患者运动？

造血干细胞移植后进行正规的锻炼是患者恢复过程的一个重要部分，可提高患者的耐受力、肌肉的协调性和力量，不仅对身体好，而且对精神好。锻炼可以帮助患者解决关节僵硬、呼吸不畅、食欲差、情绪低落等许多问题，使身体状况有明显的改善，特别是在恢复正常生活过程中遇到压力和困难的时候。

适当的运动可促进患者机体功能的恢复并提高抵抗力。同时运动会使机体新陈代谢加快，帮助清除堆积的肾上腺素和新陈代谢废物，而且易使贮存在肝脏和脾脏中的血液进入血液循环，使重要器官（如大脑及心脏）的血流增加，营养供应充足。

运动还能提高患者肌肉力量，改善心肺功能，缓解焦虑抑郁等负面情绪，缓解疲乏，提高生活质量等。

如果精力不够充沛，刚开始锻炼的时候会觉得比较困难，一个很好的办法就是到户外散步，或者在医院的理疗科选择一项比较合适的运动增强承受力和耐力，还可以在医生的建议下购买锻炼器材，如健身房用的原地脚踏车。

锻炼时要注意身体的变化，可以逐渐加大强度，但感觉疼痛和不适时要停止锻炼或者降低锻炼强度。选择一个最佳的强度作为锻炼标准，最好是通过适合身体状况的、规律的锻炼来恢复体力，逐步恢复到高强度的锻炼。

Q: 造血干细胞移植的并发症有哪些？

移植过程中的常见并发症包括以下几方面。

（1）主要脏器的损害：如心脏、肝、肾、肺、脑等。

（2）感染：接受移植的患者属免疫功能低下人群，易被各种病原体感染。

（3）移植物抗宿主病：异基因移植后移植物抗宿主病的发生率为 50%～70%，分为急性和慢性，发生重度移植物抗宿主病的患者可能会影响生活质量，甚至危及生命。

（4）植入失败：现行移植方案下，极少数患者可能发生植入不良或植入失败。

（5）其他：如出血性膀胱炎、移植后淋巴系统增生性疾病、脑出血、贫血、内分泌紊乱、不孕不育、继发肿瘤等。

因此，如果患者在移植过程中出现不适，一定要及时告知移植医生，给予必要的处理，保证移植安全。

Q: 如何预防造血干细胞移植的并发症？

造血干细胞移植后并发症的发生受很多因素的影响，包括移植类型、供受者关系等，无法完全避免。但有些并发症通过有效的预防可以降低发生率或者避免被诱发。患者可以做的预防措施如下。

（1）预防感染：移植后免疫功能的恢复大概需要 12～18 个月，在此期间预防感染非常重要，遵医嘱服用预防感染药物，避免到人群密集地方，注意饮食及环境卫生。

（2）注意个人卫生：避免太阳光直射超过 20 分钟，注意皮肤、口腔及肛周清洁；如果有中心或者外周静脉置入导管的，需要做好置管维护。

（3）避免接触宠物。

（4）尽量避免来访及拜访他人。

Q: 造血干细胞移植的并发症能治好吗?

造血干细胞移植后的并发症有很多类型,目前都有治疗手段可以采用,但是每种并发症都不能保证100%的治疗效果,会有一些患者因为并发症难以控制导致结局不好。

Q: 如何治疗造血干细胞移植并发症?

处理措施、药物及注意事项依据不同并发症而执行。

(1)造血重建不良:可以采用造血生长因子(G–CSF、GM–CSF)、二次移植、供者细胞输注、间充质干细胞及纯化CD34$^+$细胞输注等方式。

(2)移植物抗宿主病:分为急性移植物抗宿主病和慢性移植物抗宿主病。

急性移植物抗宿主病:在移植术后100天以内发生的称为急性移植物抗宿主病,主要影响皮肤、消化道和肝脏,可引起皮肤斑丘疹(多发于手掌、足掌、面部、四肢)、胃痛、恶心、肠绞痛及腹泻,一些严重病例可损害重要脏器甚至威胁生命。

慢性移植物抗宿主病:一般在移植术后100天后发生,也可由急性移植物抗宿主病发展而来,主要表现为口眼干燥及皮肤、关节、肝、肺等的损害,同时伴有体重减轻。

移植物抗宿主病的严重程度因个体而异,也有部分个体不发生该并发症。移植物抗宿主病并非只有坏处,轻度的移植物抗宿主病对于预防恶性疾病的复发是非常有益的。

治疗造血干细胞移植物抗宿主病的方法有多种。最常用的药物是免疫抑制剂,如环孢素A、他克莫司及糖皮质激素等。这些药物可以抑制 T 细胞或自然杀伤细胞等免疫效应细胞的功能，减轻这些细胞对器官的损害，但也增加了发生感染风险；还有其他免疫抑制药物，如霉酚酸酯、甲氨蝶呤、硫唑嘌呤、巴利昔单抗（CD25 单克隆抗体）等。国外还会采用光疗等方法治疗慢性移植物抗宿主病。

（3）感染性疾病：包括细菌感染、真菌感染及病毒感染等。

（4）出血性膀胱炎：患者在预处理阶段及移植后一段时间内可能出现出血性膀胱炎，表现为排尿不适、疼痛、次数增多及小便带血，甚至出现小便中有大量血块、排尿梗阻等症状。移植后早期发生的出血性膀胱炎多与预处理有关，特别是应用了环磷酰胺这一化疗药物。可给予大量输液、饮水、利尿、碱化尿液等对症治疗，并预防性应用美司钠等；移植晚期发生的出血性膀胱炎多数与病毒感染有关，可以在上述对症治疗的同时给予抗病毒治疗。有些患者症状较重，非常痛苦，在上述治疗外，还需要进行膀胱冲洗、膀胱镜下止血、支架置入等治疗，但是绝大多数患者经过一段时间的治疗均可痊愈。

Q: 患者造血干细胞移植后，疾病还会复发吗?

血液科的白血病、淋巴瘤、骨髓瘤等恶性疾病，目前为止还没有一种方法，能够做到百分之百的治愈。在这种情况下，移植后复发仍是移植失败的主要原因。移植后复发与原发病的类型、移植前疾病状态等密切相关。所以有移植经验的单位会根据患者的个体情况，制订个体化的造血干细胞移植方案，移植后会给予密切的监测来预防或积极处理复发。

参考文献

[1]国家卫生健康委员会. 慢性髓性白血病诊疗指南（2022 年版）.（2022-4-11）[2022-12-20]. http://www.nhc.gov.cn/yzygj/s7659/202204/a0e67177df1f439898683e1333957c74.shtml.

[2]林果为，王吉耀，葛均波. 实用内科学. 15 版. 北京：人民卫生出版社，2017.

[3]XU L P, CHEN H, CHEN J, et al. The consensus on indications, conditioning regimen, and donor selection of allogeneic hematiopoietic cell transplantation for hematological disease in China-recommendations from the Chinese Society of Hematology. JHematol Oncol, 2018, 11（1）: 33.

[4]CARRERAS E , DUFOUR C, MOHTY M, et al. The EBMT handbook: Hematopoietic stem cell transplantation and cellular therapies. 7th ed. Cham（CH）: Springer, 2019.

[5]KEN YON M, BABIC A. The european Blood and Marrow Transplantation textbook for nurses: under the auspices of EBMT. Cham（CH）: Springer, 2018.

[6]黄晓军，实用造血干细胞移植. 2 版. 北京：人民卫生出版社，2019.

[7]CHANG, Y J, LUZNIK L, FUCHS E J, et al. How do we choose the best donor for T-cell-replete, HLA-haploidentical transplantation？ J Hematol Oncol, 2016, 9: 35.

[8]AMOUZEGAR, A , DEY B R, SPITZER T R. Peripheral blood or bone marrow

stem cells? Practical considerations in hematopoietic stem cell transplantation. Transfus Med Rev, 2019, 33（1）: 43–50.

[9]MORISHITA S, TSUBAKI A, HOTIA K, et al. The benefit of exercise in patients who undergo allogeneic hematopoietic stem cell transplantation. J Int Soc Phys Rehabil Med, 2019, 2（1）: 54–61.